DE L'ACTION

DU

BENZOATE DE SOUDE

SUR L'ÉLIMINATION

DE L'ACIDE URIQUE

PAR

Guillaume BELUGOU

DOCTEUR EN MÉDECINE

PHARMACIEN DE 1re CLASSE

PRÉPARATEUR A L'ÉCOLE SUPÉRIEURE DE PHARMACIE DE MONTPELLIER

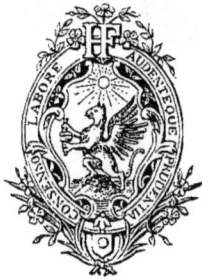

MONTPELLIER

IMPRIMERIE CENTRALE DU MIDI

(HAMELIN FRÈRES)

—

1893

DE L'ACTION

DU

BENZOATE DE SOUDE

SUR L'ÉLIMINATION

DE L'ACIDE URIQUE

PAR

Guillaume BELUGOU

DOCTEUR EN MÉDECINE

PHARMACIEN DE 1re CLASSE

PRÉPARATEUR A L'ÉCOLE SUPÉRIEURE DE PHARMACIE DE MONTPELLIER

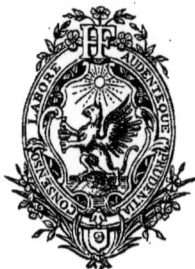

MONTPELLIER

IMPRIMERIE CENTRALE DU MIDI

(HAMELIN FRÈRES)

—

1893

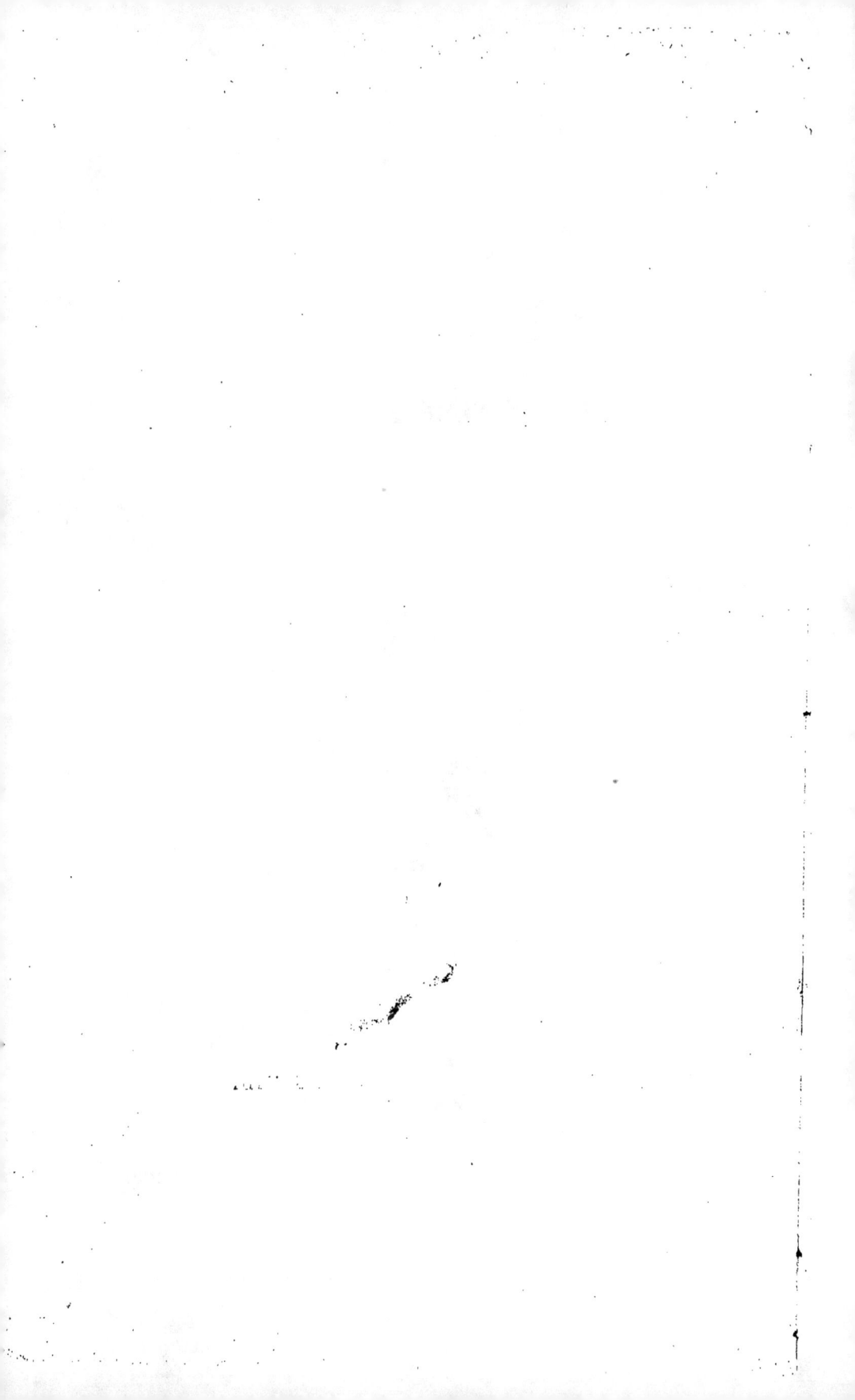

A MON PÈRE ET A MA MÈRE

A MA SŒUR

A TOUS MES PARENTS

G. BELUGOU.

A MONSIEUR F. JEANJEAN

Professeur à l'École supérieure de pharmacie de Montpellier

G. BELUGOU.

A MES MAITRES

MES AMIS

G. BELUGOU.

INTRODUCTION

L'acide urique, étudié pour la première fois par Scheele en 1776, constitue, après l'urée et avec la créatinine, une des formes principales d'élimination de l'azote.

Sa formule de constitution $C^5 H^4 Az^4 O^3$ montre qu'il contient le tiers de son poids d'azote, c'est donc un élément important de désassimilation azotée.

On le trouve comme produit constant dans l'urine de l'homme qui en élimine en moyenne 50 centigrammes en vingt-quatre heures. La question de l'origine de l'acide urique est encore controversée.

Certains auteurs ont admis sa formation dans la rate, dans le foie, par les globules blancs. Cette hypothèse était basée sur l'abondance de l'acide urique chez les malades atteints de leucémie. STRECKER, SCHULZEN et FILEHNE, le font dériver du glycocolle. LIEBIG avait supposé que l'urée provenait de l'acide urique qui, par suite, serait un produit intermédiaire de la formation de l'urée. Une partie de l'acide urique ne serait pas oxydée et s'éliminerait à cet état. Les expériences de WÖHLER et de FRERICHS avaient montré, en effet, que l'acide urique, injecté dans les veines de chiens, augmentait la quantité d'urée éliminée. Cette hypothèse séduisante n'est pas vérifiée dans tous les cas, une augmentation de l'urée n'accompagne pas toujours une diminution de l'acide urique. Enfin, les animaux chez lesquels les oxyda-tions sont les plus actives, les oiseaux, par exemple, élimi-nent des quantités considérables d'acide urique par rapport à l'urée (1).

L'acide urique paraît donc être un produit de transforma-tion médiate des substances azotées.

L'influence de la nature des aliments sur l'élimination de cet acide a été étudiée par un grand nombre d'expérimenta-teurs qui sont arrivés pour la plupart à des résultats positifs. LEHMANN et RANKE voient augmenter la quantité d'acide urique avec l'alimentation exclusivement animale et dimi-nuer dans l'abstinence. Les expériences récentes de COOK (2) et de HAIG (3) viennent confirmer ces résultats.

Les rapports de l'acide urique avec la gravelle, la goutte et le rhumatisme ont été observés depuis longtemps et leur importance n'est plus contestée.

L'augmentation de la quantité d'acide urique dans l'orga-nisme, jointe à une diminution de la solubilité, constitue une des causes de la gravelle.

Son accumulation est, sinon la cause unique, du moins une des causes importantes de l'accès de goutte. « L'acide urique, dit BOUCHARD (4), toujours en excès dans le sang goutteux, augmente à l'approche de l'accès, diminue pendant l'accès et disparaît après l'accès. »

---

(1) Garrod, *Brit. med. Journ.*, avril 1883.
(2) Cook, *Brit. med. Journ.*, juillet 1883.
(3) Haig, *Brit. med. Journ.*, juillet 1888.
(4) Bouchard, *Maladies par ralentissement de la nutrition*, 3ᵉ édition, p. 266.

Les tophus sont constitués, en partie, par de l'urate acide de sodium, qui se dépose, par suite de sa faible solubilité (1 partie d'urate acide exige 1200 parties d'eau pour se dissoudre à 15°).

Les rapports du rhumatisme avec la goutte sont connus. BOUCHARD (1) trouve que « sur 100 malades atteints de goutte, on trouve 25 fois le rhumatisme dans la famille et 25 fois dans les antécédents personnels. » Le rhumatisme paraît tenir à un vice général de la nutrition, à une dyscrasie acide peut-être. L'élimination de l'acide urique a donc ici une importance considérable.

L'étude de cette élimination à l'état normal a été le sujet de nombreux travaux. Mais peu d'auteurs se sont occupés de l'influence de certains médicaments sur cette élimination. L'acide benzoïque et le benzoate de soude, qui peuvent donner, avec le glycocolle, l'acide hippurique, acide qui remplace chez les herbivores l'acide urique, ont attiré l'attention des physiologistes. Leur action sur la quantité d'acide urique éliminé journellement a été contestée par les uns, tandis que d'autres trouvaient, soit une diminution, soit une augmentation.

Il importait de reprendre ces expériences pour tâcher d'élucider cette question de chimie biologique.

C'est à M. le professeur Ville que nous devons l'idée de ce travail. Nous tenons à lui exprimer l'assurance de toute notre gratitude pour les conseils qu'il nous a prodigués et l'intérêt qu'il nous a témoigné pendant tout le cours de nos expériences.

(1) Bouchard, *Maladies par ralentissement de la nutrition*, 3e éd. p. 329.

Nous remercions aussi M. le Dr Sarda d'avoir mis si obligeamment à notre disposition les ressources de son service de la clinique des vieillards.

Voici la division de notre travail :

1° Historique de la question. — Travaux antérieurs sur l'action du benzoate de soude sur l'élimination de l'acide urique.

2° Étude critique des procédés de dosage de l'acide urique.

3° Étude particulière du procédé que nous avons adopté.— Procédé ARTHAUD et BUTTE.

4° Expériences personnelles :

  1) Sur la destruction de l'acide urique *in vitro* en solution alcaline ;

  2) Sur l'élimination de l'acide urique sous l'influence du benzoate de soude.

Conclusions.

DE L'ACTION

DU

BENZOATE DE SOUDE

SUR L'ÉLIMINATION

DE L'ACIDE URIQUE

I

HISTORIQUE DE LA QUESTION

DE L'INFLUENCE DU BENZOATE DE SOUDE SUR L'ÉLIMINATION DE L'ACIDE URIQUE

Pour plus de clarté, au lieu d'examiner dans l'ordre chronologique les travaux traitant de l'action du benzoate de soude sur l'élimination de l'acide urique, nous les grouperons suivant le résultat obtenu par chaque auteur.

Le benzoate de soude peut diminuer ou augmenter la quantité d'acide urique, ou bien encore être sans action. Ces trois résultats possibles ont été obtenus tour à tour par les divers auteurs.

1° *Travaux d'après lesquels l'élimination de l'acide urique diminuerait sous l'influence du benzoate de soude.*

URE(1), à la suite d'expériences à ce sujet, conclut à la disparition complète de l'acide urique dans les urines d'individus soumis à l'action du benzoate de soude. L'acide urique est remplacée par l'acide hippurique. La formation de cet acide hippurique se ferait aux dépens du glycocolle, qui proviendrait lui-même d'une décomposition de l'acide urique. Le radical benzoyle, en s'unissant au glycocolle formé, donnerait le benzoyl-glycocolle ou acide hippurique.

Cette opinion est trop absolue. Les sujets qui absorbent du benzoate de soude éliminent toujours de l'acide urique. L'acide hippurique augmente bien, c'est un fait d'expérience admis aujourd'hui, que l'ingestion de tout corps capable de donner dans l'organisme le radical benzoyle augmente la quantité d'acide hippurique éliminé, mais l'acide urique existe encore à côté de l'acide hippurique dans l'urine.

On peut simplement conclure à une diminution de quantité.

C'est ce que confirment les expériences plus récentes d'auteurs anglais que nous allons citer.

GARROD (2) a publié un travail où il examine la question de l'origine de l'acide urique, de l'état où on le trouve dans le sang et de son élimination.

Il pense que l'acide urique est combiné avec le phosphate de soude en formant un urophosphate à réaction acide au tournesol. Certains auteurs admettent plutôt la combinaison avec la soude à l'état d'urate acide de sodium.

(1) Ure, *Journal de pharmacie*, octobre 1841.
(2) Garrod, *Brit. med. Journ.*, avril 1883.

GARROD s'occupe encore dans son mémoire de la pathogénie de la goutte et de la gravelle, de la formation des calculs. C'est ainsi qu'il est amené à faire des expériences sur l'action des corps pouvant faciliter la solubilité de l'acide urique et par suite son élimination.

Il essaie d'abord l'action de l'acide hippurique. Pour cela, il prend deux tubes qu'il remplit chacun au quart d'une urine riche en urates ; il achève de remplir, le premier tube, d'urine de cheval, et le second, d'eau distillée, maintient ensuite les deux tubes pendant deux ou trois heures à la température de 38° C.

Après ce laps de temps, le premier tube ne donne plus de précipité d'acide urique par l'acide chlorhydrique, tandis qu'il s'en forme un dans le second.

La même expérience réussit en remplaçant l'urine de cheval par une solution d'hippurate de potassium et l'urine humaine par une solution d'urate de potassium ou d'ammonium.

GARROD en conclut que l'acide hippurique, à la température du corps, détruit l'acide urique. Il faut, pour avoir une destruction complète, de vingt-cinq à cinquante parties d'acide hippurique pour une d'acide urique.

Les mêmes expériences répétées avec un benzoate ont donné les mêmes résultats, en *solution alcaline*. — Nous verrons dans la partie de notre travail où nous relatons nos expériences personnelles l'explication de ces phénomènes de décomposition de l'acide urique. L'alcalinité de la solution est nécessaire et les expériences que nous avons faites à ce sujet sont concluantes.

GARROD est amené par ces résultats à penser que, dans l'organisme humain, le benzoate de soude agit de la même manière et détruit l'acide urique, par suite diminue la quantité excrétée.

Voici le résultat de ses expériences, que nous citons complètement afin de pouvoir les discuter.

Numéro d'ordre	ALIMENTATION Benzoate de soude absorbé	Quantité d'urine recueillie	Acide urique contenu	OBSERVATIONS
		cent.cub.	gr.	
1	Alimentation normale............ Benzoate de soude 4 gr. 75 en 34 h. 76 h. après avoir cessé le benzoate.	153 150 150	0.031 0.006 0.033	Déjeuner à 9 h. du matin, urine recueillie à midi.
2	Alimentation normale............ Après avoir absorbé 2 gr. 75 de benzoate..................	153 150	0.017 0.001	Urine recueillie à 11 h. du matin.
3	Alimentation normale .... Benzoate de soude, 1 gr. 50 ; 3 fois dans 12 heures...............	1531 1170	0.248 0.195	Urine de 12 h. (11 h. du matin à 11 h. du soir).

4	Après avoir pris 1 gr., 3 fois dans
	   la journée.... .. ..
	Après avoir pris 6 grammes......
	Après avoir cessé le médicament
	   depuis 27 heures.........
	Après avoir cessé le médicament
	   depuis 51 heures......... ....
	Après avoir cessé le médicament
	   depuis 75 heures... ....
		175
		285
		
		240
		
		360
		
		300
			0.008
			0.028
			
			0.050
			
			0.065
			
			0.060
				Urine émise de 11 h. du matin à 2 h. du soir.

L'auteur emploie, comme procédé de dosage de l'acide urique, la précipitation par un acide.

Dans sa quatrième expérience, il évapore la quantité d'urine jusqu'à 150 cent. cubes, avant d'effectuer la précipitation.

Le benzoate de soude diminuerait donc l'élimination de l'acide urique.

Remarquons que ce résultat tient peut-être à la façon d'opérer de l'auteur. Il n'a expérimenté que sur une portion des urines des vingt-quatre heures, sur la quantité émise dans une période de trois ou de douze heures. Il eût été préférable d'opérer sur la quantité journalière ; c'était même nécessaire pour avoir un dosage exact. Enfin, comme nous le verrons plus loin, le procédé de dosage par précipitation n'est pas exempt de causes d'erreurs qui enlèvent toute concordance

dans les résultats obtenus. De plus, GARROD aurait dû pro-
longer plus longtemps l'action du benzoate de soude. Dans
chaque expérience, il n'a pris le médicament qu'un ou deux
jours. Une simple coïncidence dans la diminution de la quantité d'acide urique éliminé peut dès lors faire croire à une
action du médicament.

Un autre auteur anglais, NOEL-PATON (1), dans un travail
important sur la relation de la sécrétion biliaire avec l'élimination de l'urée, a repris les expériences sur l'influence du
benzoate de soude sur l'acide urique excrété. Ces expériences
ont été faites sur des chiens pesant l'un 13 kil. 600 et l'autre
13 kil. 154.

Voici le résultat de ces expériences :

NUMÉRO D'ORDRE	ALIMENTATION Benzoate de soude administré par kilogr. DU POIDS DE L'ANIMAL	QUANTITÉ ÉLIMINÉE PAR JOUR		
		Urine	Urée	Acide urique
		cent. cub.	gr.	gr.
1	Avant l'administration..........	654	6.663	0.236
	0 gr 51. et 0 gr. 55 de benzoate de soude....	720	9.152	0.195
	Après l'administration.	653	5.840	0.236
2	Avant l'administration..........	793	8.425	0.237
	0 gr. 53 — 0 gr. 6 et 0 gr. 57 de benzoate..	683	10.293	0.133
	Après l'administration..........	664	7.596	0.159

Il y a donc une augmentation de l'urée de 46,4 et 28,5 %
et une *diminution* de l'acide urique de 17,8 et 32,8 %.

NOEL-PATON dosait l'urée par l'hypobromite de soude avec
l'appareil de Dupré et l'acide urique par la méthode d'Haycraft.

La dose de benzoate de soude employée est considérable;
0 gr. 50 par kilogr. d'animal correspond, chez l'homme d'un

(1) Noël-Paton, *Journ. of anat. and physiol.*, XX, 1887, et *Jahr. bericht
d. Thier-Chemie*, XVII, 197, 1887.

poids moyen de 60 kilogr., à 30 grammes. A cette dose, le benzoate de soude n'est plus un médicament, c'est un toxique.

De plus, nous devons répéter les objections faites précédemment aux expériences de GARROD.

L'action du médicament n'a pas été assez prolongée.

M. Albert ROBIN (1), à propos de l'action antipyrétique de certains médicaments agissant par entraînement des déchets organiques incomplètement oxydés, examine l'action de l'acide benzoïque.

Il trouve aussi chez l'homme sain que l'acide urique diminue par suite de sa transformation en acide hippurique. Nous savons déjà que l'on ne peut admettre que tout l'acide urique passe à l'état d'acide hippurique. Une augmentation dans la quantité de cet acide hippurique éliminé ne saurait s'accompagner fatalement d'une diminution de l'acide urique.

Comme conclusion de la première série des travaux examinés, nous pouvons dire que la diminution de l'acide urique éliminé observée par GARROD, chez l'homme, et par NOEL-PATON, chez le chien, n'est pas suffisamment démontrée pour ne pas donner lieu à controverse.

2° *Travaux qui tendraient à prouver que le benzoate de soude accroît la quantité d'acide urique excrété dans l'urine.*

MEISSNER et SHEPARD (2), à la suite d'expériences sur des lapins et des chiens, ne trouvent pas de changement dans l'élimination de l'urée, mais observent une augmentation de la quantité d'azote total excrété, quand on soumet ces animaux à l'action du benzoate de soude.

Leurs expériences ont été répétées sur l'homme.

(1) Albert Robin, *Société méd. des hôpit.*, juin 1886.
(2) *Untersuchungen über das Enstehen des Hippursaures in Organismus.* Hanover, 1866,

E. Salkowski (1) expérimente sur des chiens, et, dans une première série de recherches, cet auteur trouve une augmentation de l'urée, de l'acide sulfurique et de l'azote total éliminés journellement.

Dans une autre série (2) d'expériences, le même auteur arrive à des conclusions concordantes.

L'animal en expérience est un chien de 19 kilogr. que l'on soumet à un régime particulier.

Salkowski a le soin de doser la quantité d'azote contenu dans les aliments donnés au chien, afin de se rendre compte des variations qui pourraient survenir.

L'azote total éliminé par les urines est dosé journellement avant toute administration du benzoate; la quantité oscille entre 3 et 4 grammes.

Après ingestion de 5 grammes de benzoate de soude le premier jour et de 7 grammes le second, l'azote total s'élève à 5 gr. 6.

Salkowski pense que cette augmentation considérable tient à une décomposition des albuminoïdes du corps. Le rapport entre les deux quantités d'azote éliminé avant et après l'action du médicament est 100/160; l'augmentation dépasse donc la moitié de la quantité excrétée normalement.

Nous devons faire remarquer qu'ici, comme dans les expériences de Noel-Paton, la dose de benzoate de soude est énorme, elle est de 0 gr. 3 environ par kilogramme d'animal. Elle correspond donc à une dose de 18 grammes pour un homme de 60 kilogrammes.

Cette remarque explique en partie ces résultats surprenants à première vue; Salkowski constate en effet une perte de poids d'un kilogramme par jour, au dépens du tissu musculaire.

(1) E. Salkowski, *Jahr. bericht d. Thier-Chemie*, VII, 229, 1887.
(2) E. Salkowski, *Virchow's Archiv.*, LXXVIII, p. 530, 1879.

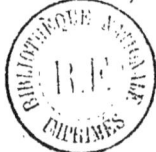

Le benzoate de soude agit donc comme un véritable poison.

C. VIRCHOW (1) reprend les expériences de WOLFSOHN sur l'action du salicycate de soude et essaie le benzoate.

L'auteur n'a pas toujours obtenu des résultats concordants. Deux fois la quantité d'acide urique a diminué; quatre ou cinq fois, au contraire, elle a augmenté.

Le médicament était administré à des chiennes. VIRCHOW dosait l'azote par le procédé Will et Varentrapp, non seulement dans l'urine, mais dans les aliments donnés aux chiennes.

Avant administration, il y a élimination de 14 gr. 77 d'azote par jour, après ingestion du benzoate, cette élimination s'élève à 18 gr. 54, soit un rapport de 100/125,5, ou d'un quart en plus.

La dose de benzoate est toujours assez forte.

Les expériences des auteurs allemands SALKOWSKI et VIRCHOW paraissent plus concluantes que celles de GARROD et de NOEL-PATON. Le soin avec lequel on a dosé l'azote total donne plus de valeur aux résultats. Néanmoins, elles ne sauraient suffire, puisque nous ne savons pas si cette augmentation de l'azote total accompagne une augmentation de l'acide urique éliminé.

HAIG (2), dans un travail où il s'occupe de la formation et de l'excrétion de l'acide urique, arrive à cette conclusion que les substances alimentaires ou médicamenteuses qui favorisent la solubilité de l'acide urique, favorisent aussi son excrétion, augmentent, par suite, la quantité éliminée.

Le benzoate de soude, qui par sa réaction alcaline facilite

(1) Virchow, *Jahr: bericht d. Thier-Chemie*, XI, 408, 1881.
(2) Haig, *Brit. med. Journ.*, juillet 1888.

la dissolution de l'acide urique dans l'eau, doit donc agir dans ce sens.

Les recherches de Haig (1) ont été continuées avec les acides et les alcalis. Les premiers diminuent et les seconds augmentent l'élimination de l'acide urique.

C'est ce qui ressort des chiffres donnés par l'auteur..

Le rapport de l'acide urique à l'urée étant normalement 1/33, par l'absorption de 3 grammes d'acide citrique, il diminue et devient 1/41 ; 2 grammes de citrate de potassium, au contraire, le font arriver à 1/28.

Les acides, qui précipitent l'acide urique, favorisent sa rétention dans les organes à réaction faiblement alcaline, comme le foie et la rate, organes où se fixe, d'après Garrod, l'acide urique du torrent circulatoire. — Par suite, on doit observer, après ingestion des acides, une diminution de l'acide urique et une augmentation de l'urée ; le rapport entre les deux quantités doit devenir plus petit.

Par le même mécanisme, on comprend que les alcalis, en dissolvant dans les mêmes organes l'acide urique accumulé, font croître son élimination.

Si nous citons ces expériences, qui sortent un peu de notre sujet, c'est que, à la fin de notre travail (2), nous avons essayé de vérifier les conclusions de Haig par des recherches personnelles. Pour l'auteur, ce n'est pas la quantité absolue d'acide urique éliminé qui a de l'importance, c'est la quantité relative par rapport à l'urée. On doit observer en même temps diminution de l'urée et augmentation de l'acide urique, le rapport $\frac{\text{acide urique}}{\text{urée}}$ doit croître pour conclure à une véritable action sur l'acide urique.

(1) Haig, *Journal of physiology*, VIII, p. 211, 1888, et XIII, p. 1230, 1892.
(2) Voir plus loin page 74.

3° *Travaux d'après lesquels le benzoate de soude n'agit pas sur l'élimination de l'acide urique*.

C'est par l'exposé de ces recherches que nous terminerons cette revue historique des travaux sur le sujet qui nous occupe.

Nous n'avons que peu de renseignements sur les mémoires publiés par les premiers auteurs.

WÖHLER et KELLER (1) n'ont pas observé de variation de la quantité d'acide urique éliminé après absorption de benzoate de soude.

KERNER (2) arrive au même résultat, ainsi que KLETZINSKY (3). Ce dernier auteur examine la quantité d'azote total et non pas seulement l'acide urique.

Enfin, plus récemment, COOK (4) reprend les expériences de GARROD et arrive à un résultat différent de celui de cet auteur. Le benzoate de soude serait sans action notable sur l'acide urique.

Voici les chiffres tirés du travail de COOK :

Nos D'ORDRE	Dates	Quantité	Densité	Acide urique	OBSERVATIONS		
1	14 mai	1182^{cc}	1020	0.650	alimentation ordinaire		
2	15 —	1120^{cc}	1022	0.601	—		
3	16 —	810	1030	0.650	—		
4	18 —	622	1030	0.660	—		
5	19 —	995	1023	0.650	—		
6	21 —	1244	1023	0.620	après absorption de 1g95 benzoate		
7	22 —	1493	1020	0.685	—	3.90	—
8	23 —	1244	1026	0.700	—	2.60	—
9	24 —	995	1025	0.660	—	3.90	—

(1) Wöhler et Keller, *Annal. d. Chem. und Pharm.* XLIII, 108.
(2) Kerner, *Archiv. für wiss. Heilk.*, III, 1858.
(3) Kletzinsky, *Oesterr. Zeitsch. f. prakt. Heilk.*, IV, 41, 1858.
(4) Cook, *Brit. med Journ.*, juillet 1883.

Cook fait remarquer que le benzoate de soude paraît agir comme diurétique. Il élimine, en effet, le 22 mai, après avoir pris pendant deux jours du benzoate de soude, 1493 centimètres cubes d'urine, soit près de la moitié en plus de la quantité moyenne des jours précédents.

L'acide urique n'augmente pas dans les mêmes proportions. On ne peut pas dire cependant, d'après l'examen des chiffres, qu'il n'y ait pas une légère action du médicament.

Cook attribue cette différence dans les résultats obtenus par lui et par Garrod au procédé de dosage de ce dernier. Cook substitue à la précipitation sa méthode de dosage à l'état d'urate de zinc (1).

L'acide benzoïque qui se trouve dans l'urine à côté de l'acide urique, en facilitant la solubilité de ce dernier, empêcherait sa précipitation par un acide.

Dans son travail, Cook reprend aussi les expériences de Garrod sur la décomposition *in vitro* de l'acide urique par les solutions alcalines. Les résultats qu'il obtient sont moins concluants. Cependant à + 37°, la potasse et la soude peuvent décomposer avec le temps une certaine quantité d'acide urique. Nous reviendrons plus tard sur ces résultats (2).

Les recherches de Cook ne nous paraissent pas suffisantes pour trancher la question. Il ne suffit pas, à notre avis, de prendre pendant trois jours un médicament pour en connaître l'action physiologique. De plus, il faut avoir le soin de continuer les dosages pendant quelques jours après suppression du médicament, afin de voir si la quantité d'acide urique redevient semblable à ce qu'elle était avant toute médication.

Cet historique des travaux se rapportant à l'action du ben-

(1) Voir plus loin l'exposé de ce procédé de dosage, page 34.
(2) Voir plus loin, pages 54 et suiv.

zoate de soude sur l'élimination de l'acide urique, fait ressortir l'intérêt qu'il y avait à essayer d'élucider la question. Nous venons de voir que les divers auteurs ont soutenu le pour et le contre, et même ont émis une opinion intermédiaire. Nous avons eu à critiquer les divers résultats au point de vue des méthodes de dosage employées, ou de la dose de benzoate absorbé, ou encore du sujet en expérience.

Nous reprendrons la question en opérant sur l'homme et de préférence sur des sujets rhumatisants ou goutteux, chez lesquels l'acide urique joue un rôle important. On peut dire que l'élimination d'une plus ou moins grande quantité d'acide urique fait varier chez ces malades leur état pathologique. Enfin, nous ne dépasserons pas une dose thérapeutique ordinaire : nous donnerons 1 et 2 grammes de benzoate de soude par jour.

II

DES PROCÉDÉS DE DOSAGE DE L'ACIDE URIQUE

———

Au point de vue des recherches personnelles entreprises pour élucider la question controversée que nous venons d'examiner dans le chapitre précédent, nous nous sommes préoccupé de rechercher parmi les nombreux procédés de dosage de l'acide urique celui qui présentait le plus de simplicité et le plus d'exactitude. Nous avons été ainsi amené à faire la critique de certains de ces procédés.

Nous les discuterons successivement en indiquant leurs défectuosités et leurs avantages, tant au point de vue de leur degré de précision qu'au point de vue de leur exécution facile et rapide, ce qui importe beaucoup dans une méthode essentiellement clinique.

Nous allons examiner d'abord les méthodes basées sur la précipitation d'un urate insoluble.

Salkowski [1] avait remarqué que le nitrate d'argent ammoniacal précipite une certaine quantité d'acide urique dans les eaux-mères provenant de la précipitation de l'acide urique par un acide. Il indiqua tout d'abord de recueillir ce précipité d'urate d'argent et d'en déduire la quantité d'acide urique par décomposition du précipité.

(1) Salkowski, *Virchow's Archiv.*, LII, p. 58, 1871 et *Pflüger's Archiv.*, V, p. 210, 1872.

La méthode de FOKKER (1) est basée sur l'insolubilité de l'urate d'ammoniaque:

A 200 cent. cubes d'urine on ajoute 10 cent. cubes d'une solution concentrée de carbonate de soude pour la rendre fortement alcaline, puis, au bout d'une demi-heure, 20 cent. cubes d'une solution concentrée de chlorhydrate d'ammoniaque. Après quarante-huit heures, on recueille le précipité sur un filtre taré, on lave deux ou trois fois à l'eau distillée et on remplit ensuite le filtre d'acide chlorhydrique au dixième. On repasse l'acide sur le filtre jusqu'à décomposition complète de l'urate d'ammoniaque. On laisse reposer à part pendant six heures l'acide du lavage, on filtre de nouveau pour recueillir l'acide urique précipité. On lave à l'eau d'abord, puis à l'alcool qui ne dissout pas l'acide urique. On sèche à 120 degrés et on pèse. Il faut ajouter au poids obtenu 0 gr. 03 pour la perte due aux lavages.

Les résultats sont sans doute plus exacts que ceux de la méthode par simple précipitation, méthode que nous indiquons plus loin, mais cependant les lavages nombreux sont encore ici une cause d'erreur, l'urate d'ammoniaque n'étant pas complètement insoluble. On trouve en effet que les eaux de lavage précipitent encore par le nitrate d'argent ammoniacal. En outre, ce procédé est assez long; il faut trois jours pour avoir le résultat d'un dosage, d'où la difficulté d'en faire un procédé à utiliser en clinique.

La méthode de SALKOWSKI (2) repose sur l'insolubilité des urates doubles argento-métalliques. On précipite à l'état d'urate d'argent et de magnésie. Pour cela, on additionne l'urine d'une solution ammoniacale de sulfate de magnésie dans la proportion de 50 centimètres cubes de solution ma-

---

(1) Fokker, *Pflüger's Archiv.*, X, p. 153, 1875. — *Bulletin de la Soc. chim. de Paris*, XXV, p. 475, 1876.

(2) Salkowski, *Virchow's Archiv.*, LXVIII, 1876.

gnésienne pour 250 cent. cubes d'urine. On filtre de suite pour séparer le phosphate ammoniaco-magnésien, on recueille 240 cent. cubes du liquide filtré, ce qui représente 200 cent. cubes d'urine, on y verse une solution de nitrate d'argent à 3 pour 100 ; il se forme un précipité gélatineux d'urate double d'argent et de magnésie. Le liquide clair qui surnage doit donner avec l'acide nitrique un précipité de chlorure d'argent, si on a ajouté suffisamment de solution argentique.

On filtre aussitôt à travers un filtre à plis, en bon papier, de 12 centimètres de diamètre. Le précipité est rassemblé, lavé plusieurs fois avec de l'eau. Le liquide qui passe ne doit plus se troubler par l'acide nitrique (absence de chlorure d'argent). Une heure de lavage suffit, d'après l'auteur.

Finalement, l'urate double est projeté à l'aide de la pissette, à travers le filtre que l'on a percé, dans un ballon à long col de 200 cent. cubes, où on le décompose par un courant d'hydrogène sulfuré à chaud, en ayant le soin d'agiter fréquemment le liquide.

On chauffe enfin jusqu'à l'ébullition pour se débarrasser de l'excès d'hydrogène sulfuré ; on filtre alors, on lave plusieurs fois, et on concentre au bain-marie les liquides de la filtration et des lavages. On les acidule par de l'acide chlorhydrique en petite quantité.

Après vingt-quatre heures, on recueille les cristaux d'acide urique qui se sont déposés, sur un filtre taré, on les lave à l'eau, puis à l'alcool et à l'éther. On doit ajouter au poids trouvé 0 mmgr. 048 pour chaque cent. cube d'eau de lavage employé.

Si nous avons décrit cette méthode en entier, c'est pour montrer combien elle est longue, et combien sont nombreuses les causes d'erreurs qui peuvent fausser les résultats.

D'après les recherches de BAFTALOWSKI (1), SALKOWSKI reconnaît lui-même qu'une partie de l'acide urique est perdue dans le lavage de l'urate d'argent. De plus, l'eau ammoniacale et l'urine, grâce aux sels de chaux et de magnésie, augmentent ces pertes par dissolution.

Nous devons faire remarquer que la filtration du précipité gélatineux d'urate d'argent est fort longue, ainsi que la dé-composition par l'hydrogène sulfuré.

La méthode de SALKOWSKI est un procédé de laboratoire, et son emploi est presque abandonné depuis les modifications avantageuses que lui a fait subir LUDWIG.

Le procédé de LUDWIG (2) repose sur le principe suivant :

Si l'on ajoute à une solution étendue d'un urate alcalin un mélange d'une mixture ammoniaco-magnésienne et d'une dis-solution de nitrate d'argent ammoniacal, il se produit un urate double d'argent et de magnésie.

En traitant le précipité par du sulfure de potassium, il repasse en solution un urate alcalin, et par évaporation de cette dissolution on obtient, après addition d'acide chlorhy-drique, l'acide urique cristallisé.

C'est, comme on le voit, le principe de la méthode SALKOWSKI. LUDWIG ne fait qu'ajouter en même temps la solution ammo-niaco-magnésienne et la solution argentique, afin d'éviter la formation d'un précipité trop gélatineux. Enfin, la décompo-sition par le sulfure de potassium est plus facile que celle par l'hydrogène sulfuré.

Voici la composition des trois liqueurs nécessaires pour ce dosage :

1° *Liqueur argentique*. — 26 grammes de nitrate d'argent

---

(1) Baftalowski, *Jahr. bericht d. Thier-Chemie*, XVIII, p. 128, 1888.

(2) Ludwig, *Wien. med. Jahrb.*, 1884, p. 597. — *Revue de Hayem*, XXVII, 1886, p. 438.

fondu sont dissous dans de l'eau, puis précipités et redissous par l'ammoniaque en excès ; on complète à 1 litre.

2° *Liqueur magnésienne*. — 100 grammes de chlorure de magnésium pur cristallisé sont dissous dans quantité suffi - sante d'eau distillée ; on ajoute une solution saturée à froid de chlorhydrate d'ammoniaque jusqu'à forte odeur ; on com- plète à 1 litre.

La liqueur doit être limpide ; le chlorhydrate d'ammonia- que devant empêcher tout précipité de magnésie.

3° *Liqueur de sulfure*.— On peut employer indifféremment le sulfure de sodium ou de potassium. On obtient ce sulfure en dissolvant 15 grammes de soude ou potasse caustique dans 1 litre d'eau, saturant la moitié d'hydrogène sulfuré et ajou- tant l'autre moitié.

10 cent. cubes de ces liqueurs peuvent précipiter complète- ment l'acide urique contenu dans 100 cent. cubes d'urine.

Voici le manuel opératoire décrit par LUDWIG :

On met dans un verre de Bohême 100 ou 200 cent. cubes d'urine ; dans un second vase, on mélange pour chaque 100 cent. cubes d'urine employée, 10 cent. cubes de la liqueur argentique et 10 cent. cubes de la liqueur magnésienne ; le précipité de chlorure d'argent est redissous par l'excès d'ammoniaque. Un précipité de magnésie, reconnaissable à son aspect floconneux, peut se produire ; on le redissout par un excès de chlorhydrate d'ammoniaque.

On verse ce mélange des liqueurs dans l'urine, en ayant soin d'agiter, et l'on attend que le précipité se soit un peu déposé. On filtre sur un entonnoir à tube capillaire, on lave deux ou trois fois avec de l'eau légèrement ammoniacale. On recueille à part le liquide de lavage et on s'en sert pour net- toyer le vase où s'est fait la précipitation et pour enlever le précipité resté adhérent aux parois.

On laisse écouler tout le liquide du filtre, quand le précipité commence à se crevasser par suite de la dessiccation, on le détache du filtre avec une baguette entourée de caoutchouc et on le remet dans le vase où s'est faite la précipitation. Le filtre doit rester entier, ce qu'il est plus facile d'obtenir qu'on ne pourrait le croire, à cause de l'adhérence du précipité à la baguette. On enlève avec la pissette tout le précipité et on le fait tomber dans le même vase.

On porte à l'ébullition 10 cent. cubes de la solution du sulfure, étendue de son volume d'eau, et on les fait couler à travers le filtre dans le vase contenant l'urate d'argent et de magnésie. On facilite avec une baguette l'action du sulfure sur le précipité, on chauffe à ébullition commençante et on place alors le vase au bain-marie pendant quelques instants.

Le précipité étant devenu *complètement* noir, on jette sur le filtre et on lave à l'eau chaude en recevant dans une capsule le liquide qui passe.

Le filtre que l'on emploie doit être, comme on le voit, très résistant pour subir toutes ces manipulations. Ludwig emploie un entonnoir particulier (*Glasswollfilter*) en coton de verre que l'on porte ensuite sur la balance. Cependant les papiers poreux que l'on trouve aujourd'hui peuvent être utilisés d'après les indications de M. Deroide (1), qui a étudié tout particulièrement le procédé de Ludwig et auquel nous empruntons la description précédente.

Le précipité doit être lavé soigneusement jusqu'à disparition de toute réaction alcaline. On obtient environ 150 cent. cubes de liquide, qui sont évaporés, après addition de 5 cent. cubes d'acide chlorhydrique (de densité 1,12) dilué au quart, jusqu'à réduction à 10 ou 15 cent. cubes.

---

(1) Deroide, *Contribution à l'étude des procédés de dosage de l'acide urique*. Thèse de Lille, 1891.

L'acide urique cristallise, d'après LUDWIG, après une heure de repos. Il est cependant plus sûr d'attendre plusieurs heures.

On recueille sur un filtre taré de petite dimension.

Les cristaux d'acide urique étant mêlés de soufre, il est bon de les laver avec du sulfure de carbone à plusieurs reprises après avoir desséché le filtre à 110 degrés. On chasse l'excès de sulfure de carbone par l'éther et on sèche de nouveau à 110 degrés. Une heure suffit en général pour arriver à un poids constant.

M. DEROIDE supprime le lavage au sulfure de carbone en chauffant au bain-marie le dernier filtrat, avec 5 cent. cubes d'acide chlorydrique, et séparant par filtration le soufre qui se précipite ainsi.

La méthode de LUDWIG ne peut servir, avec les urines albumineuses, qu'après coagulation de l'albumine par une solution saturée de chlorure de sodium, en présence de quelques gouttes d'acide acétique et à l'ébullition.

Le procédé de LUDWIG est, comme on le voit, un procédé de laboratoire. Il est long, délicat et demande de la part de l'opérateur, une habitude des manipulations de l'analyse quantitative. Dans ces nombreuses filtrations et ces lavages répétés, on peut perdre une partie de l'urate précipité. Enfin, bien que les recherches récentes de M. DEROIDE le mettent au-dessus de tout autre comme sensibilité et constance des résultats, nous devrons lui opposer les recherches de BAFTALOWSKI (1) qui trouve que l'erreur maximum avec ce procédé peut être de 10 pour 100, tandis qu'avec la méthode d'HAYCRAFT elle n'est que de 2 pour 100. Enfin ce dernier auteur a trouvé que l'eau ammoniacale dissout une partie de l'urate d'argent.

(1) Baftalowski, *loc. cit.*, p. 26.

En tout cas, ce procédé n'est pas applicable dans les recherches cliniques.

Le procédé d'HAYCRAFT(1), modifié par HERRMANN(2), est
basé sur le dosage volumétrique de l'argent contenu dans
l'urate précipité.

Pour HAYCRAFT, le précipité d'urate d'argent en présence
d'un sel de soude ou de magnésie contient pour une molécule
d'acide urique un atome d'argent, soit pour 108 d'argent 168
d'acide urique. HAYCRAFT dose l'argent dans la dissolution
nitrique de l'urate par une solution titrée de sulfocyanate de
potassium et en déduit le poids de l'acide urique combiné.

Les liqueurs titrées nécessaires ont la composition suivante :

1° *Solution ammonicale de nitrate d'argent ;*

2° *Liqueur ammoniaco-magnésienne,* comme dans le procédé de Ludwig ;

3° *Liqueur argentique normale au cinquantième,* 3 gr. 40
de nitrate d'argent fondu pour un litre ;

4° *Liqueur de sulfocyanate de potassium normale au cinquantième,* 2 gr. 20 sont dissous dans 1100 cent. cubes :
on titre cette liqueur avec la liqueur argentique. On emploie
comme réactif indicateur l'alun de fer (5 cent. cubes d'une
dissolution saturée à froid).

Enfin HAYCRAFT emploie un filtre particulier constitué par
une couche de coton de verre recouvert par de l'amiante lavée,
le tout supporté par une lame de platine de 2 centimètres de
diamètre, percée de trous, que l'on place au fond d'un entonnoir.

Voici le manuel opératoire:

On ajoute à 50 cent. cubes d'urine un mélange de 5 cent.

(1) Haycraft, *Brit. med. Journ.,* 1885, p. 1100 et *Zeitschrift f. analyt. Chemie,* 1886, p. 165.

(2) Herrmann, *Zeitschr. f. physiol. Chemie,* XII, p. 496, 1888.

cubes de liqueur magnésienne et de 5 cent. cubes de liqueur argentique (comme dans la méthode de LUDWIG). On attend que le précipité se soit un peu rassemblé, on filtre la partie liquide à l'aide de la trompe à vide pour faciliter la filtration. Ensuite on prend 4 grammes de bicarbonate de soude en morceaux grossiers que l'on dispose sur le filtre de façon à ce que le précipité d'acide urique passe dessus.

On lave à l'eau ammoniacale le vase et le précipité. Puis on dissout le précipité sur le filtre par de l'acide nitrique à 20 ou 30 pour 100, qui doit être exempt de chlore et d'acide nitreux; on lave avec l'acide nitrique.

Dans la dissolution du précipité, on ajoute 5 cent. cubes de solution d'alun de fer et on titre avec le sulfocyanate de potassium. L'apparition d'une coloration rose indique la fin de la réaction. Chaque centimètre cube de liqueur de sulfocyanate correspond à 3,36 milligrammes d'acide urique.

M. DEROIDE (1) remplace le filtre au coton de verre et à l'amiante par un filtre en papier poreux résistant.

Cette méthode est plus rapide, mais, d'après les recherches de M. DEROIDE, elle donnerait des résultats toujours supérieurs à ceux obtenus avec le procédé Ludwig.

Malgré sa rapidité, le procédé de Haycraft-Herrmann n'est pas d'une application facile, et les causes d'erreurs par pertes dues aux lavages subsistent toujours. Enfin, la filtration de l'urate d'argent est longue et exige l'emploi d'une trompe.

Il est évident qu'aucune des trois méthodes précédentes ne saurait être utilisée pour les recherches de la clinique; ce sont des procédés de laboratoire.

Nous allons passer rapidement en revue les autres méthodes qui sont plus utilisées dans la pratique journalière.

(1) Deroide, *loco citato*, page 28.

Le procédé de HEINTZ, qui est le plus employé, est basé sur la précipitation de l'acide urique dans l'urine par un acide.

On prend 200 cent. cubes d'urine que l'on additionne de 10 cent. cubes d'acide chlorhydrique pur et concentré (D = 1,12). On laisse reposer dans un endroit frais pendant *trois jours*. On recueille le précipité d'acide urique sur un filtre taré de petit diamètre (5 cent.). On sèche et on pèse.

Le filtre doit être séché à l'étuve à 105 degrés avant d'être pesé, et l'on doit prendre le soin de le laissser refroidir sur l'acide sulfurique pour éviter qu'il n'absorbe l'humidité de l'air.

Nous avons eu l'occasion de faire plusieurs dosages avec ce procédé. Suivant l'indication de M. MOITESSIER (1), nous avons ajouté 4 cent. cubes d'acide chlorhydrique à 200 cent. cubes d'urine.

Nous avons eu le soin de laisser toujours reposer pendant *soixante-douze heures* dans un endroit frais, comme le dit ESBACH (2).

Le précipité d'acide urique était lavé avec 30 cent. cubes d'eau distillée froide, et ce lavage était toujours complet; puis il était lavé avec 5 cent. cubes d'eau, comme l'indique YVON (3).

Comme coefficient de correction, SCHWANERT (4) a indiqué d'ajouter 0 gr. 0048 pour chaque volume de 100 cent. cubes d'urine et d'eau de lavage employée pour compenser la perte d'acide urique restant en dissolution. Les quelques lavages que nous avons effectués par cette méthode nous ont prouvé combien elle était infidèle.

(1) Moitessier, *Contribution à l'étude de la créatinine et de son élimination*. Thèse de Montpellier, 1891.

(2) Esbach, *Bulletin de thérapeutique*, 1877.

(3) Yvon, *Manuel d'analyse clinique des urines*.

(4) Neubauer et Vogel, *De l'urine*, page 279.

Tous les auteurs qui ont étudié la question du dosage de l'acide urique dans les urines reconnaissent que, malgré le coefficient de correction, les résultats ne sont pas exacts, parce que la précipitation de l'acide urique varie avec la richesse de l'urine en acide urique et les corps qui peuvent s'y trouver accidentellement.

Magnier de la Source (1) a indiqué de doser les matières azotées de l'urine au moyen de l'hypobromite de soude à froid. La moitié de l'azote de l'acide urique se dégage. Il faut préalablement doser l'urée dans l'urine débarrassée de l'acide urique par le sous-acétate de plomb.

Nous ne faisons que mentionner ce procédé, nous n'avons pas besoin d'insister sur son peu d'exactitude, dû à la présence dans l'urine d'autres matières azotées que l'acide urique, qui sont décomposables par l'hypobromite.

Esbach (2) a indiqué, au lieu de peser, de décomposer l'acide urique précipité par le procédé de Heintz au moyen de l'acide azotique.

Il a décrit un appareil gazométrique particulier.

La méthode est susceptible d'erreurs aussi grandes que par simple précipitation et pesée, bien qu'Esbach emploie l'acide acétique cristallisable. Nous n'avons pas besoin d'insister sur ce procédé.

Byasson (3) indique la précipitation de l'acide urique par la baryte. Il emploie une solution contenant 30 grammes de chlorure de baryum et 50 grammes d'hydrate de baryte pour un litre.

50 cent. cubes d'urine légèrement acidulée par l'acide sulfurique sont précipités par cette liqueur ; le précipité est filtré,

---

(1) Magnier de la Source, *Bulletin de la Soc. chim. de Paris*, XXI, p. 29, 1877.

(2) Esbach, *Bulletin de thérapeutique*, 1877.

(3) Byasson, *Journ de pharm. et de chim.*, 5e série, VI, p. 25, 1882.

lavé et recueilli dans un ballon. On le chauffe après addition d'acide sulfurique et on dose l'acide urique par une solution au millième de permanganate de potasse, sachant que 1 cent. cube correspond à 0 gr. 0033 d'acide urique.

Ce procédé, qui paraît assez simple, n'a pas été contrôlé. On ne sait si tout l'acide urique et l'acide urique seul est précipité dans l'urine par la solution barytique. Il existe aussi bien d'autres matières azotées qui peuvent agir sur le permanganate.

Enfin, les expériences de BLAREZ et DENIGÈS (1) démontrent le peu d'exactitude du dosage par le permanganate. Ces auteurs ont prouvé, par des expériences, que la proportion de permanganate à employer est fonction du degré d'acidité et de la dilution du mélange.

Il faut faire intervenir un coefficient de correction en se plaçant encore dans des conditions spéciales, qu'il serait difficile de réaliser constamment dans les dosages cliniques.

COOK (2), dont nous avons cité plus haut (3) les recherches sur l'élimination de l'acide urique, indique un procédé particulier.

Voici le mode opératoire :

On prend 3 ou 400 cent. cubes d'urine, on ajoute quelques gouttes de solution concentrée de soude caustique pour précipiter les phosphates.

On prélève 100 cent. cubes de solution claire et on ajoute environ 4 cent. cubes d'une solution de sulfate de zinc au tiers.

On doit ajouter du sulfate de zinc jusqu'à ce que la liqueur rougisse le papier de tournesol bleu. Cependant il ne faut

(1) Blarez et Denigès, *Comptes rendus de l'Académie des sciences*, CIV, p. 789, 1887.

(2) Cook, *Brit. med. Journ.*, avril 1882.

(3) Voir page 21.

pas que la liqueur soit trop acide, le précipité d'urate de zinc doit être recueilli en solution neutre ou faiblement acide.

On filtre et on lave sur le filtre avec de l'eau saturée d'urate de zinc.

Le précipité d'urate de zinc est placé dans un appareil à dosage d'urée par l'hypobromite et décomposé par ce réactif.

Dans une expérience préalable on a déterminé la quantité de gaz fourni par une quantité donnée d'acide urique précipité à l'état d'urate de zinc.

Cook n'indique pas de chauffer, cependant l'hypobromite ne décompose entièrement l'acide urique qu'à chaud.

L'auteur dit que l'on pourrait titrer l'acide urique par l'action réductrice de l'urate de zinc sur la liqueur de Fehling.

Nous avons essayé ce procédé. Il est assez long, le précipité d'urate de zinc est gélatineux, très difficile à recueillir et à filtrer. Nous avons essayé de doser l'acide urique du précipité d'urate de zinc par le permanganate, mais les objections de Blarez et Denigès sont applicables dans ce cas comme dans le procédé de Byasson. C'est ce qui nous a déterminé à abandonner la méthode de Cook.

M. Bayrac[1] indique le procédé suivant pour séparer l'acide urique de l'urée, de la créatinine, de la xanthine et des sels de l'urine.

On évapore 50 ou 100 cent. cubes d'urine à 1 ou 2 cent. cubes, et sur le résidu refroidi, additionné de quelques gouttes d'acide chlorhydrique, on verse 30 à 40 cent. cubes d'alcool à 95 degrés, et on jette sur un filtre sans plis. On place le filtre et son contenu dans la capsule qui a servi à l'évaporation, on dessèche à l'étuve, et le résidu insoluble dans l'alcool est dissous dans un peu d'eau alcalinisée par quelques gouttes de lessive de soude.

---

(1) Bayrac, *Comptes rendus de l'Académie des sciences*, CX, p. 362, 1890.

Cette solution est décomposée ensuite à chaud par l'hypobromite de soude.

Ce procédé peut donner de bons résultats, mais il est encore trop long pour être facilement employé dans les dosages
cliniques.

En résumé, de tous les procédés que nous venons d'énu-
mérer, le plus pratique serait, pour avoir un résultat en peu
de temps, la méthode de HEINTZ, précipitation par l'acide
chlorhydrique, et encore on ne peut avoir le résultat qu'après
quarante-huit heures au moins de repos. On ne peut cependant l'adopter à cause des écarts considérables dans les
chiffres obtenus.

Dans les conclusions de son travail, M. DEROIDE dit :

« Le dosage de l'acide urique dans l'urine, d'après la méthode de HEINTZ et d'ESBACH, donne des résultats qui sont
entachés d'une erreur de 20 à 40 milligrammes pour 100 milligrammes d'acide urique. »

Pour une urine d'une richesse de 500 milligrammes, éliminée en vingt-quatre heures, la perte peut donc être de 10 à
20 centigrammes.

Nous verrons plus loin que ces résultats sont confirmés par
nos expériences personnelles (1).

Nous allons examiner particulièrement la méthode de
MM. ARTHAUD et BUTTE, que nous avons cru devoir adopter.

(1) Voir plus loin, pages 49 et suiv.

III

DOSAGE DE L'ACIDE URIQUE PAR L'HYPOSULFITE DE CUIVRE

PROCÉDÉ ARTHAUD ET BUTTE

———

D'après ce que nous venons de voir dans le chapitre précédent, aucun des procédés examinés ne paraît convenir à nos recherches. Les uns ne présentent pas assez d'exactitude, les autres sont compliqués et par suite rendent les erreurs de manipulations plus fréquentes et plus considérables.

Pour ces motifs, nous avons choisi une méthode volumétrique et vraiment clinique par sa simplicité, c'est le procédé indiqué par MM. ARTHAUD et BUTTE (1). Nous allons citer leur mémoire :

« Les auteurs ont reconnu d'abord que l'acide urique donnait avec les sels cuivreux un urate complètement insoluble. C'est d'ailleurs ce que l'on obtient en traitant à chaud par une solution d'acide urique les liqueurs cupro-potassiques. On peut même, comme l'a montré WORM-MULLER (*Pfluger's Archiv.*, XXVIII, 1881, et *Jahr. bericht d. Thier-Chemie*, XI, p. 72, 1881), doser ainsi l'acide urique avec une approximation relative. C'est sur cette propriété des sels cuivreux de former un urate insoluble que nous avons fondé notre procédé de dosage.

(1) *Comptes rendus de la Société de biologie*, XLI, p. 625, 1889.

» Nous avons d'abord essayé un réactif stable tenant en solution un sel cuivreux.

» Pendant un certain temps, nous avons employé le sulfo-cyanure cuivreux en solution dans l'hyposulfite de soude ; actuellement nous avons vu qu'il était plus simple de trans-former directement pendant la préparation du réactif un sel cuivrique en sel cuivreux, et c'est le sulfate de cuivre que nous avons choisi de préférence, parce qu'on peut facilement se le procurer pur :

» Voici la formule de notre réactif :

» Sulfate de cuivre . . . . .   1 gr. 484
» Hyposulfite de soude. . . .   20 gr.
» Sel de Seignette. . . . . .   40 gr.
» Eau . . . .   Q. S.

pour 1000 centimètres cubes.

» Au contact de l'hyposulfite de soude, le sulfate de cuivre est réduit, transformé en sel cuivreux et maintenu en cet état grâce à la présence d'un excès d'hyposulfite. Nous avons re-connu par l'expérience que l'addition du sel de Seignette était utile pour maintenir la stabilité du réactif et empêcher la for-mation de sulfure.

» L'expérience et le calcul ont montré qu'il fallait 1 gr. 484 de sulfate de cuivre pour précipiter 1 gramme d'acide urique ; 1 centimètre cube de ce réactif précipite donc 1 milligramme d'acide urique.

» *Mode opératoire.* — On précipite d'abord les phosphates à l'aide du carbonate de soude en excès. On filtre et on pré-lève 20 centimètres cubes sur le liquide obtenu. On met dans un verre à précipiter et on ajoute goutte à goutte le réactif contenu dans une burette de Mohr. Il se produit dès la pre-mière goutte un trouble laiteux très apparent, auquel succède un précipité blanc, opalin, floconneux. Lorsqu'on voit qu'on approche de la limite, on jette sur un filtre tout le liquide contenu dans le verre, on recueille le liquide filtré et on y ajoute une goutte de réactif; s'il se forme encore un louche, on verse de nouveau sur le filtre et par des essais successifs on arrive ainsi à préciser la fin de la réaction.

» Il est bon de s'assurer que la réaction est bien terminée, et l'apparition d'une teinte bleue, après addition d'un peu d'ammoniaque et agitation à l'air, montre que la limite est dépassée.

» Ce procédé de dosage est très sensible, et dans une solution de 1 milligramme d'acide urique dans 50 cent. cubes d'eau, on note encore l'apparition de l'opalescence par l'addition du réactif. »

Il est facile de voir que le dosage par l'hyposulfite de cuivre est simple et rapide; le procédé de MM. Arthaud et Butte est vraiment un procédé clinique. Pour ces motifs seuls nous aurions pu l'adopter, mais les expériences que nous avons entreprises nous ont montré qu'il était aussi d'une sensibilité très suffisante.

Tout d'abord la difficulté de percevoir la fin de la réaction a attiré notre attention. L'ammoniaque qu'indiquent les auteurs de la méthode donne avec l'urine seule une coloration verdâtre sans addition de réactif cuivreux; il faut donc y renoncer.

Le ferricyanure de potassium nous avait paru pouvoir donner de bons résultats. Après des essais opérés avec une solution alcaline d'acide urique, nous avions obtenu une tâche rouge sur du papier trempé dans une solution concentrée de ferricyanure de potassium, lorsque tout l'acide était précipité. Avec l'urine nous n'avons pu obtenir la même réaction, il n'y a plus eu de coloration rouge du papier au ferricyanure. Nous sommes ici en présence de matières organiques qui masquent les réactions ordinaires et en donnent de nouvelles. Nous avons eu seulement une coloration verdâtre, qui se manifeste aussi avec l'urine seule.

Cette absence de réactif indicateur compliquait le procédé Arthaud et Butte et nous faisait craindre de ne pas pouvoir l'appliquer à nos recherches.

Une étude de M. Ducung (1), publiée l'année dernière, est venue nous permettre de tirer un excellent parti du réactif cuivreux.

M. Ducung, en étudiant le dosage de l'acide urique au moyen de l'hyposulfite de cuivre, était arrivé aux mêmes conclusions que nous sur la nécessité un réactif indicateur. Il a alors proposé d'opérer par approximations successives, en employant une solution d'acide urique comme réactif indicateur.

La liqueur d'hyposulfite cuivreux ne se conserve pas indéfiniment sans altération. Elle s'altère assez rapidement.

Déjà dans une note de M. Butte (2), publiée en 1891, il est indiqué de préparer séparément une liqueur avec 1 gr. 484 de sulfate de cuivre et une autre avec 20 grammes d'hyposulfite de soude et 40 grammes de sel de Seignette. Chaque liqueur est portée au même volume (250 ou 500 cent. cubes). On mélange, au moment de se servir du réactif, quantités égales de chacune. Le sel cuivrique se transforme instantanément en sel cuivreux.

La formule modifiée par M. Ducung diffère de la formule primitive de MM. Arthaud et Butte par la quantité d'hyposulfite de soude et de sel Seignette, et légèrement aussi par la quantité de sulfate de cuivre.

---

(1) Ducung, *Étude sur le dosage clinique de l'acide urique par l'hyposulfite de cuivre.* Bordeaux, 1892.— In *Arch. cliniques de Bordeaux*, avril 1892.

(2) *Guide pratique des sciences médicales*, p. 694. Paris, 1891.

Voici d'ailleurs cette formule :

Solution A

Sulfate de cuivre cristallisé pur. .   2 gr. 98

dissoudre à froid dans 500 cent. cubes d'eau environ.

Ajouter :

Acide sulfurique . . . .   V gouttes.
Eau distillée . . . .   Q. S.

pour avoir 1 litre de solution.

L'addition d'acide sulfurique assure la conservation indé-
finie de cette première liqueur.

Solution B

Hyposulfite de soude . . . . . 25 grammes.
Sel de Seignette   25   —

dissoudre à froid dans

Eau distillée.. . . . . Q. S.

pour avoir 1 litre de solution.

Le mélange à volumes égaux de ces deux liqueurs précipite
1 milligramme d'acide urique par centimètre cube.

La formule de M. Ducung contient beaucoup moins d'hyposulfite et de sel de Seignette. La transformation en sel
cuivreux se fait parfaitement et le mélange des deux liqueurs
se conserve sans trouble apparent pendant quarante-huit
heures au moins, d'après nos expériences.

Quant à la liqueur du sulfate de cuivre, on peut la consi-
dérer comme inaltérable ; après plus d'un mois, on n'y observe
pas le moindre dépôt.

Il n'en est pas tout à fait de même de la liqueur d'hyposulfite et de sel de Seignette, on y voit se former environ un

mois après sa préparation des *moisissures* qui flottent dans le liquide. Elles sont dues au sel de Seignette.

M. Ducung emploie comme réactif indicateur une solution d'acide urique à 1 gramme pour 1000 cent. cubes, qui donne un louche avec l'urine contenant un excès de réactif cuivreux.

Nous allons décrire le mode opératoire que nous avons suivi et qui diffère très peu de celui indiqué par M. Ducung.

Les solutions nécessaires aux opérations sont les suivantes :

1° *Solution* saturée à froid de carbonate de soude.

2° *Solution* d'acide urique avec :

> Acide urique. . . . . 0 gr. 10
> dilué dans 50 centimètres cubes.
> Ajouter:
> Solution de soude caustique au
> dixième. . . . . 2 cent. cubes.

Compléter le volume à 100 centimètres cubes.

3° *Solution A* (formule Arthaud et Butte)
> Sulfate de cuivre. . . . . 1 gr. 484
pour 500 centimètres cubes de liqueur.
> Aciduler par acide sulfurique. . . III gouttes.

4° *Solution B* (formule Ducung)
> Hyposulfite de soude. . . . . . . 12 gr. 5
> Sel de Seignette. . . . . 12 gr. 5
pour 500 centimètres cubes de liqueur.

Chaque centimètre cube du mélange à parties égales des solutions A et B précipite 1 milligramme d'acide urique.

La solution alcaline d'acide urique ne se conserve pas longtemps. Nous avons eu l'occasion de faire des expériences à ce sujet (1). Après un mois, une solution contenant 1 gramme d'acide urique pour 1 litre de liqueur avec 20 cent. cubes de soude au dixième n'en contenait plus trace et le réactif cuivreux ne donnait plus de précipité.

Il faut donc renouveler cette solution tous les quinze jours au moins, si on doit faire des essais suivis. Il est facile d'ailleurs de l'essayer avant de s'en servir; un centimètre cube (soit un milligramme d'acide urique), étendu à 5 cent. cubes, doit donner, en présence d'un cent. cube de solution saturée de carbonate de soude, un louche apparent avec un cent. cube d'hyposulfite de cuivre après cinq minutes de repos.

Manuel opératoire

On mesure 10 centimètres cubes dans un petit ballon et on y ajoute un centimètre cube de la solution saturée de carbonate de soude. Les phosphates sont précipités et l'acide urique est mis en liberté. On peut alors filtrer avant d'ajouter le réactif cuivreux, cela n'est cependant pas nécessaire. On verse, au moyen d'une burette de Mohr, n centimètres cubes d'hyposulfite de cuivre. On agite et on laisse au repos pendant dix minutes au moins.

Après cet intervalle de temps, on chauffe légèrement le ballon, de façon à ne pas dépasser 40 degrés. La chaleur facilite l'agglomération du précipité d'urate de cuivre et achève la réaction.

On filtre dans deux tubes à essais bien propres.

Dans le premier on ajoute un centimètre cube de la solution

(1) Voir plus loin, page 60.

d'acide urique, dans l'autre un centimètre cube de réactif cuivreux.

On attend cinq minutes au moins. D'après les expériences de M. Ducung, confirmées d'ailleurs par nos essais personnels, il faut ce laps de temps pour que la réaction s'effectue, surtout avec une urine peu riche en acide urique. Il en est de même lorsque l'on approche de la limite de précipitation, c'est-à-dire lorsqu'on a ajouté la quantité *presque exactement* nécessaire à la précipitation complète de l'acide urique (soit un à deux dixièmes de centimètre cube en moins).

Si, après ce laps de temps, il n'y a de trouble dans aucun des deux tubes, le dosage est exact et la quantité d'acide urique contenu par litre est donnée en milligrammes par la formule $n \times 100$.

Un louche se produit-il dans le premier tube (où nous avons ajouté un excès d'acide urique), il indique la présence d'un excès de réactif cuivreux non utilisé, par suite le nombre de centimètres cubes n employés est trop fort ; on doit recommencer l'essai avec un nombre n' plus petit.

Si, au contraire, c'est dans l'autre tube (où nous avons ajouté un excès d'hyposulfite de cuivre) qu'il se forme un précipité, il n'y avait pas assez de réactif, le nombre n est trop petit, il faut recommencer l'essai avec un nombre N plus fort.

Comme le dit M. Ducung, il ne faut jamais se hâter de conclure, il est nécessaire d'attendre cinq minutes et dans tous nos essais nous avons attendu au moins dix minutes pour plus de sûreté.

La méthode est assez sensible pour donner un louche avec un excès de réactif d'un à deux dixièmes de cent. cube, soit une approximation de 2 centigrammes par litre.

Il pourrait se produire un louche dans les deux tubes. Si nous faisons cette remarque, c'est que M. Ducung ne l'indique pas Cela tient à ce qu'on n'a pas attendu assez longtemps et que l'action du réactif n'était pas encore complète. Il se produit alors une seconde précipitation après filtration.

Aussi, au lieu de n'avoir recours qu'à la chaleur seule, nous préférons attendre dix minutes avant de chauffer.

Néanmoins, avec des urines présentant un dépôt d'acide urique ou d'urates, nous avons remarqué qu'après avoir dissous le dépôt par une douce chaleur et étendu l'urine d'une quantité d'eau connue (si cela est utile pour compléter la dissolution), il fallait attendre demi-heure au moins pour que le réactif cuivreux agît complètement.

D'ailleurs l'apparition d'un précipité dans les *deux* tubes indiquerait, s'il y avait lieu, que l'action de l'hyposulfite cuivreux n'était pas complète.

Dans la pratique, pour gagner du temps, il y a avantage à faire sur la même urine trois essais en même temps.

Par exemple on ajoute 3 cent. cubes, 4 cent. cubes et 5 cent. cubes de réactif à 10 cent. cubes d'urine.

On dispose les six tubes et on les examine en même temps. Un louche se forme-t-il dans le second tube de l'essai avec 3 cent. cubes et dans le premier tube de l'essai avec 4 cent. cubes, il indique que 3 est trop faible et 4 trop fort. Il y a donc dans l'urine plus de 0 gr. 300 et moins de 0 gr. 400 d'acide urique par litre.

On recommence deux essais avec 3 cc. 3 et 3 cc. 7 de réactif cuivreux, et, par le même raisonnement, on arrive fatalement au dosage précis dans un troisième essai (si le second ne donne pas de résultat exact). Il est bon d'ajouter qu'avec l'habitude, la rapidité d'apparition du louche est un bon indice du degré d'approximation. Nous avons remarqué que, si le louche apparaît dans la première minute de repos, il y avait en trop au moins quatre dixièmes de cent. cube de réactif ; il fallait donc recommencer avec une quantité de réactif plus faible ou plus forte de cinq dixièmes de cent.

cube, suivant que le louche apparaissait dans le premier ou le deuxième tube. Un louche qui ne se forme qu'à la cinquième minute de repos n'indique qu'une différence d'un centimètre cube de réactif, soit un centigramme par litre d'acide urique à retrancher ou à ajouter au nombre trouvé.

Il est facile de comprendre que cette remarque n'a rien d'absolu, car la richesse de l'urine en acide urique fait varier la rapidité de l'apparition du louche. Mais, dans des essais en série sur la même urine, on peut tenir compte de ces indications.

Nous avons suffisamment insisté sur le mode opératoire pour faire voir combien il est simple et à la portée des personnes les moins habituées aux recherches du laboratoire.

Nous avons indiqué le degré de sensibilité. Quant au degré de justesse, avec une solution d'acide urique contenant 1 gramme par litre, nous avons obtenu les résultats suivants :

Quantité de réactif employé

9 cc. 8	10 cc.	10 cc. 2
excès d'acide urique	exact	excès de réactif

après dix minutes de repos.

L'acide urique que nous avons employé dans nos essais avait été obtenu au moyen d'urate d'ammonium pur.

Cet acide urique a donné 33 pour 100 d'azote, dosé par le procédé Will et Varentrapp, au lieu de 33,33 pour 100, quantité théorique ; il pouvait donc être considéré comme pur.

La méthode de MM. ARTHAUD et BUTTE nous a paru la plus simple et la plus rapide en même temps que très précise.

Nos expériences, confirmant celles de M. Ducung, montrent qu'avec des solutions alcalines d'acide urique, de même qu'avec des solutions d'urine artificielle, les résultats sont exacts.

L'auteur a examiné alors l'influence des éléments anormaux de l'urine sur le réactif cuivreux.

Le glucose n'a aucune action.

L'albumine agit très faiblement. Une urine contenant 6 gr. 90 d'albumine par litre n'a fait varier le résultat que de 0 gr. 02 en moins.

Cette différence diminue avec la quantité d'albumine. On peut ne pas en tenir compte, puisqu'elle ne dépasse pas le degré de sensibilité du procédé.

L'acide hippurique n'agit pas non plus. Il en est de même de la créatine et de la créatinine.

Les recherches de M. Ducung se sont alors appliquées au dosage dans l'urine. En comparant les résultats d'une série de dix-neuf dosages par la méthode volumétrique et le procédé Ludwig, cet auteur a remarqué que le dosage volumétrique donnait des quantités toujours plus fortes.

En examinant de plus près les résultats, il a été amené à corriger les chiffres obtenus par la précipitation à l'état d'urate cuivreux.

Le chiffre obtenu est multiplié par 2/3 pour avoir un nombre très sensiblement égal à celui obtenu par la méthode de Ludwig.

En d'autres termes, on obtiendrait, en calculant la quantité d'acide urique d'après le chiffre donné par MM. Arthaud et Butte, un résultat trop fort du tiers de la quantité trouvée.

C'est ce qui ressort du tableau suivant, emprunté au travail de M. Ducung.

Nᵒˢ d'ordre	DOSAGE PAR LA MÉTHODE VOLUMÉTRIQUE		DOSAGE par la méthode LUDWIG	DIFFÉRENCE	
	sans correction	après correction du ¹/₃		avant correction (colon. 1 et 3)	après correction (colon. 2 et 3)
	gr. (1)	gr. (2)	gr. (3)	cgr.	cgr.
1	0.78	0.52	0.53	+ 25	— 1
2	1.55	1.03	1.07	+ 48	— 4
3	0.76	0.50	0.51	+ 25	— 1
4	0.24	0.16	0.13	+ 11	— 5
5	0.48	0.32	0.33	+ 15	— 1
6	0.49	0.32	0.32	+ 17	O
7	0.45	0.30	0.29	+ 16	+ 1
8	0.97	0.64	0.63	+ 34	+ 1
9	1.07	0.71	0.70	+ 37	+ 1
10	0.84	0 56	0.55	+ 29	+ 1
11	0.40	0.26	0.26	+ 14	O
12	0.56	0 37	0.38	+ 18	— 1
13	0.51	0.34	0.34	+ 17	O
14	0.46	0.30	0.29	+ 17	+ 1
15	1.11	0.74	0.74	+ 37	O
16	0.58	0.39	0.39	+ 19	O
17	0.45	0.30	0.31	+ 14	— 1
18	0.86	0.57	0.56	+ 30	+ 1
19	0.70	0.46	0.47	+ 23	— 1

De l'examen des chiffres qui précèdent, il résulte qu'en multipliant par 2/3 le nombre donné par le procédé Arthaud et Butte, on a la quantité *réelle* d'acide urique contenu dans l'urine examinée.

Nous avons essayé de vérifier l'exactitude de cette correction d'un tiers en moins.

Voici les chiffres obtenus dans une série de cinq dosages avec l'urine du même sujet :

Nᵒˢ d'ordre	Quantité d'acide urique par précipitation	DOSAGE PAR LA MÉTHODE VOLUMÉTRIQUE		DIFFÉRENCE	
		sans correction	correction du ¹/₃ en moins	sans correction (col. 1 et 2)	après correction (col. 1 et 3)
	(1) gr.	(2) gr.	(3) gr.	mmgr.	mmgr.
1	0.195	0.350	0.233	+ 155	+ 38
2	0.145	0.300	0 200	+ 155	+ 55
3	0.145	0.300	0.200	+ 155	+ 55
4	0.135	0.300	0.200	+ 165	+ 65
5	0.185	0.325	0.217	+ 140	+ 32
Moyenne	0.161	0.318	0.210	+ 157	+ 49

La différence entre les chiffres obtenus par précipitation de l'acide urique et ceux de la méthode volumétrique non corrigée est considérable. La moyenne indique une perte de 157 milligrammes, perte bien supérieure à celle que l'on attribue à la méthode de HEINTZ.

Au contraire, cette différence après correction des chiffres donnés par la méthode volumétrique est plus faible ; pour la moyenne, elle est de 210 — 161 = 49, soit d'environ 5 centigr. pour 200 milligr. d'acide urique, ou 25 milligr. pour 100 d'acide urique.

Or nous avons indiqué plus haut (1) que M. DEROIDE avait trouvé pour la méthode de HEINTZ et d'ESBACH une erreur variant de 20 à 40 milligr. pour 100 milligr. d'acide urique. Nos résultats le confirment.

Comparons les nouveaux chiffres obtenus en ajoutant à la quantité trouvée par précipitation 30 milligr. par 100 milligr. d'acide urique.

Nos d'ordre	ACIDE URIQUE OBTENU PAR PRÉCIPITATION		CHIFFRE PAR LA MÉTHODE volumétrique corrigée	DIFFÉRENCE (col. 2 et 3)
	sans correction	avec correction de 30 % en plus		
	(1) gr.	(2) gr.	(3) gr.	mmgr.
1	0.195	0.253	0.233	— 20
2	0.145	0.188	0.200	+ 12
3	0.145	0.188	0.200	+ 12
4	0.135	0.182	0.200	+ 18
5	0.185	0.240	0.217	— 23
Moyenne	0.161	0.210	0.210	0

La différence entre les nombres obtenus par les deux méthodes de HEINTZ avec addition de 30 pour 100 et de Arthaud et Butte, avec correction du tiers en moins, est faible ;

(1) Voir plus haut, page 36.

elle ne dépasse pas 0 gr. 02 par litre en plus ou moins, c'est-à-dire varie dans la limite de sensibilité du procédé.

La même concordance se vérifie dans une deuxième série de dosages avec l'urine d'un autre sujet :

N⁰ˢ d'ordre	Quantité d'acide urique par précipitation	DOSAGE VOLUMÉTRIQUE		DIFFÉRENCE	
		sans correction	correction du $1/_3$ en moins	sans correction (col. 1 et 2)	après correction (col. 1 et 3)
	(1) gr.	(2) gr.	(3) gr.	mmgr.	mmgr.
6	0.175	0.300	0.200	+ 125	+ 25
7	0.170	0.300	0.200	+ 130	+ 30
8	0.160	0.300	0.200	+ 140	+ 40
Moyenne	0.168	0.300	0.200	+ 132	+ 32

En appliquant aux résultats de la colonne 1 la correction de 30 pour 100, nous aurons des chiffres qui concordent presque avec ceux de la 3° colonne.

N⁰ˢ d'ordre	ACIDE URIQUE PAR PRÉCIPITATION		CHIFFRE PAR LA MÉTHODE volumétrique corrigée	DIFFÉRENCE (col. 2 et 3)
	sans correction	avec correction de 30 % en plus		
	(1) gr.	(2) gr.	(3) gr.	mmgr.
6	0.175	0.227	0.200	— 27
7	0.170	0.221	0.200	— 21
8	0.160	0.208	0.200	— 8
Moyenne	0.168	0.218	0.200	— 18

Ici encore l'erreur n'a pas dépassé 0 gr. 02 par litre, limite de sensibilité de la méthode.

Voici enfin une troisième série de dosages avec l'urine du même sujet pendant qu'il prenait journellement 1 gramme de benzoate de soude.

Nos d'ordre	ACIDE URIQUE PAR PRÉCIPITATION		DOSAGE VOLUMÉTRIQUE corrigé	DIFFÉRENCE (col. 2 et 3)	RÉACTION
	sans correction	correction de 30 % en plus			
	(1) gr.	(2) gr.	(3) gr.	mmgr.	
9	0.185	0.240	0.245	+ 5	acide
10	0.150	0.195	0.233	+ 38	alcaline
11	0.155	0.201	0.233	+ 32	alcaline
12	0.200	0.260	0.233	— 27	neutre
13	0.150	0.195	0.233	+ 38	alcaline
Moyenne	0.168	0.218	0.235	+ 17	

Dans trois cas (nᵒˢ 10, 11 et 13), l'erreur a été assez forte ; mais aussi l'urine était alcaline, ce qui augmente la perte par précipitation. De plus, le benzoate de soude qui pouvait être contenu dans l'urine à l'état d'acide benzoïque a pu gêner la précipitation. Il aurait fallu remplacer ici le coefficient de correction de 30 pour 100 par un plus élevé, 40 pour 100 par exemple.

Néanmoins, la moyenne nous indique que, dans cette série particulière de dosages, l'erreur possible avec la méthode d'Arthaud et Butte ne dépasse pas 0 gr. 02, limite de sensibilité du procédé.

Nous ne croyons pas nécessaire d'insister sur les avantages de cette méthode. Les chiffres que nous venons de citer montrent que la correction du tiers à retrancher du chiffre obtenu par la simple lecture du nombre de centimètres cubes employés est légitime et exacte. Ces mêmes chiffres comparés à ceux donnés par la pesée de l'acide urique précipité font voir le peu de concordance de ceux-ci. Chez le même malade, toutes conditions égales d'ailleurs, d'après la pesée seule, l'acide urique pourrait varier du soir au lendemain de 0,195 à 0,145 ou encore de 0,155 à 0,200. Au contraire, les chiffres donnés par l'autre méthode sont concordants.

Pour terminer ce qui est relatif au procédé volumétrique, disons que M. Ducung a proposé de modifier la formule de MM. Arthaud et Butte en augmentant la quantité de sulfate de cuivre d'un tiers pour éviter la correction. Il a adopté la formule suivante :

Solution A

Sulfate de cuivre cristallisé pur . .   4 gr. 47
Acide sulfurique.. . . . .   V gouttes.
Eau distillée . . . .   Q. S. pour 1000 cc.

Solution B

Hyposulfite de soude . . . . . .   45 grammes.
Sel de Seignette   45   —
Eau distillée . . . .   Q. S. pour 1000 cc.

Le mélange à volumes égaux de ces deux liqueurs précipite *dans l'urine* 1 milligramme d'acide urique par centimètre cube.

Nous devons citer aussi, pour être complet, l'opinion de M. Ducung sur la cause qui retarde la précipitation de l'acide urique dans l'urine.

« L'acide urique se trouverait dans l'urine, non pas à l'état d'urate ou d'urophosphate, mais à l'état d'uréide complexe. Le dédoublement de cette uréide donnerait en présence de l'hyposulfite cuivreux deux équivalents d'acide urique précipitable et un équivalent de substance solubilisante. »

Cette substance solubilisante se combinerait à l'hyposulfite de cuivre avant que ce réactif pût agir sur l'acide urique, d'où perte d'une partie du réactif employé.

IV

INFLUENCE DE L'ACIDE BENZOÏQUE ET DU BENZOATE DE SOUDE SUR LA DÉCOMPOSITION DE L'ACIDE URIQUE *IN VITRO* ET SUR SON ÉLIMINATION DANS LES URINES

Nous avons résumé au début (1) de notre travail les recherches qui ont été faites pour élucider cette question de chimie biologique. Nous avons trouvé les avis partagés.

Sous l'influence du benzoate de soude la quantité d'acide urique éliminé :

a) *Diminuerait* (GARROD, NOEL-PATON);

b) *Augmenterait* (SALKOWSKI, VIRCHOW);

c) *Ne varierait pas* (COOK).

Comme, d'après ses travaux, GARROD (2) avait annoncé que l'acide urique était détruit par les alcalis à la température de 38 degrés, nous avons tenu à vérifier ces résultats avant d'aborder l'exposé des expériences que nous avons entreprises pour étudier l'action *physiologique* du benzoate de soude chez l'homme.

Par conséquent nos recherches personnelles sont de deux ordres :

Les unes, comprenant l'étude *in vitro* de la décomposition de l'acide urique par les alcalis et le benzoate de soude ;

Les autres, étudiant spécialement l'action physiologique de l'acide benzoïque et du benzoate.

(1) Voir plus haut, pages 11 et suiv.
(2) Voir plus haut, page 13.

I. — *Décomposition de l'acide urique IN VITRO par les alcalis et le benzoate de soude.*

Ces premières recherches pouvaient nous donner l'explica·tion des phénomènes physiologiques que nous voulions étudier ensuite. Nous avons cru devoir nous en occuper tout d'abord.

Expérience I

Le 12 avril 1892 (1), nous faisons dissoudre 2 gr. d'acide benzoïque et 0 gr., 050 d'acide urique dans 200 cent. cubes d'eau rendue alcaline par la soude caustique pour avoir une dissolution limpide. La proportion d'acide était de 1 partie pour 40 d'acide benzoïque.

Nous laissons au repos pendant huit jours, et le 20 avril nous abandonnons la solution pendant neuf heures dans une étuve à 40-45 degrés.

Nous précipitons le 21 avril par 4 cent. cubes d'acide chlo-rhydrique après avoir neutralisé la liqueur.

Le précipité recueilli, lavé à l'eau d'abord, à l'alcool chaud ensuite pour dissoudre l'acide benzoïque, nous a fourni 0.gr. 008 d'acide urique au lieu de 0 gr. 050.

En faisant intervenir le coefficient de solubilité de l'acide urique, indiqué par SCHWANERT (0 gr. 0048 pour 100 cent. cubes d'eau), il y aurait 8 + 9 mmgr. 6, soit 17 mmgr. 6 au lieu de 50. La perte serait donc de 22 mmgr. 4, soit environ des trois cinquièmes.

Expérience II

Dissolution de 3 gr. de benzoate de soude et 0 gr. 075 d'acide urique dans 300 cent. cubes d'eau rendue alcaline par

(1) La partie expérimentale de notre travail a été effectuée dans le labora-toire de toxicologie de l'École supérieure de pharmacie.

la soude caustique, soit une proportion de 40 parties de benzoate pour 1 partie d'acide urique.

Nous plaçons le mélange pendant vingt-quatre heures à l'étuve à 35-40 degrés. Après ce laps de temps, nous précipitons l'acide urique par l'acide chlorhydrique, en opérant sur 200 cent. cubes.

La liqueur ne donne pas à ce moment la réaction de la murexide (1).

Il n'y a pas non plus de précipité par l'hyposulfite de cuivre, pas de réduction du nitrate d'argent.

Nous trouvons à la pesée 0 gr. 021 d'acide urique au lieu de 0 gr. 050. La perte est donc de 0 gr. 029, soit aussi des trois cinquièmes environ.

Vingt-quatre heures de séjour à l'étuve ont suffi.

Expérience III

Dissolution de 3 gr. de benzoate de soude et de 0 gr. 075 d'acide urique dans 300 cent. cubes d'eau rendue alcaline par du carbonate de soude.

Séjour de vingt-quatre heures à l'étuve à 35-40 degrés.

200 cent. cubes de la liqueur fournissent 0 gr. 013 d'acide urique au lieu de 0 gr. 050. La perte est de 0 gr. 037, soit d'un peu plus des trois cinquièmes.

Nous nous sommes assuré qu'après le séjour de vingt-quatre heures à la température de 35-40 degrés, le liquide ne réduisait plus le nitrate d'argent et ne précipitait plus l'hyposulfite de cuivre.

---

(1) L'acide urique ou un urate est chauffé dans une capsule de porcelaine avec un peu d'acide azotique ; il se dégage des vapeurs rutilantes, et le résidu rougeâtre se colore en bleu pourpre avec l'ammoniaque *très étendue*. — C'est le *purpurate d'ammoniaque* ou *murexide*.

Cette nouvelle expérience prouve que le carbonate de soude peut remplacer la soude caustique, sans qu'on obtienne une différence dans les résultats.

Expérience IV

GARROD, dans son mémoire, dit que pour détruire l'acide urique il faut employer au moins 40 fois son poids de benzoate de soude. Les trois expériences précédentes prouvent que cette quantité produit bien ce résultat.

Dans notre quatrième expérience, nous avons employé parties égales des deux corps.

Une dissolution contenant :

Benzoate de soude . . . . 0 gr. 150.
Acide urique. . . . . 0 gr. 150.

placée à l'étuve à 35-40 degrés pendant vingt-quatre heures, ne donne plus, au bout de ce laps de temps, la réaction de la murexide, ni le précipité d'urate cuivreux.

Expérience V

Sachant que vingt-quatre heures suffisent pour détruire de petites quantités d'acide urique, nous avons voulu connaître la durée de séjour à 35-40 degrés nécessaire pour décomposer une plus grande quantité d'acide urique, 0 gr. 250 par exemple.

Dissolution contenant :

Benzoate de soude . . . . 1 gramme.
Acide urique. . . . . 0,250 milligr.
Eau. . . . . 500 cent. cubes.

avec soude caustique et carbonate de soude.

Nous plaçons la solution le 8 mai dans une étuve à 35-40 degrés.

9 mai. — Pas de modification. Réaction de la murexide. Précipité d'urate cuivreux.

11 mai. — Après trente-huit heures de séjour à l'étuve, nous n'avons plus de précipité, par l'acide chlorhydrique, ni par l'hyposulfite de cuivre.

Par conséquent, nous pouvons admettre qu'après trente-huit heures de séjour à la température de 37°5 en moyenne, les 0 gr. 250 d'acide urique ont été décomposés.

Expérience VI

Dissolution contenant :

    Benzoate de soude . . . .   15 grammes.
    Acide urique . . . .   0 gr. 500.
pour 500 cent. cubes d'eau alcaline.

Dans cette sixième expérience, nous avons voulu rechercher si la quantité de benzoate de soude ne rendrait pas la décomposition plus rapide. Il y a 30 parties de benzoate pour 1 d'acide urique (dans l'expérience précédente il n'y avait que 4 de benzoate pour 1 d'acide urique).

9 mai. — Après vingt-quatre heures de séjour à 35°-40°. Pas de modification.

11 mai. — Après quarante-huit heures. Pas de modification.

12 mai. — Après soixante-douze heures. Pas de modification.

13 mai. — Après quatre-vingt-seize heures. Plus de précipité par l'hyposulfite de cuivre. Plus de réduction du nitrate d'argent. Pas de réaction de la murexide.

Le temps nécessaire à la décomposition a été ici deux fois plus long, la dose étant aussi le double. Le benzoate de soude ne paraît pas avoir agi pour activer la destruction de l'acide urique.

Expérience VII

Dissolution contenant :

Benzoate de soude . . .   1 gramme
Urate acide de sodium .   0 gr. 282.
pour   Eau . . . .   500 cent. cubes.

Nous avons dans cette nouvelle expérience supprimé l'alcali destiné à faciliter la dissolution de l'acide urique, et nous
avons remplacé ce dernier par de l'urate acide de sodium.
282 d'urate acide de sodium correspondent à 250 d'acide urique.

Après trente heures de séjour à l'étuve à 35-40 degrés l'urate
avait été décomposé.

Nous pouvons en conclure que la décomposition de l'urate
se fait aussi rapidement que celle de l'acide urique, même en
l'absence d'alcali. Néanmoins remarquons que l'urate acide
de sodium comme le benzoate de soude donne à la liqueur
une réaction alcaline au tournesol.

Expérience VIII

La présence du benzoate de soude ne nous paraissant pas
nécessaire, nous avons voulu nous en assurer par cette nouvelle
expérience.

Nous avons fait une dissolution contenant 0 gr. 282 d'urate
acide de sodium pour 500 cent. cubes d'eau.

11 mai. — Nous plaçons le liquide dans l'étuve à 35°-40°.

12 mai. — Après vingt-quatre heures de séjour : légère
précipitation par le réactif cuivreux et par le
nitrate d'argent. Le dosage par le réactif cuivreux donne 0 gr. 150 d'acide urique au lieu
de 0 gr. 500 pour 1 litre.

13 mai. — Après quarante-huit heures de séjour à l'étuve il y a encore une légère précipitation par l'hy-posulfite de cuivre et une légère réduction du nitrate d'argent.

14 mai. — Après soixante-six heures d'étuve, plus de réac-tion. Nous devons conclure que l'acide urique avait été décomposé sans l'intervention d'au-cun autre réactif; mais cette décomposition avait été bien plus lente que celle obtenue dans l'expérience précédente avec le benzoate de soude (soixante-six heures au lieu de trente).

Il faut noter que la réaction de la liqueur au papier de tournesol était alcaline.

———————

Ces expériences confirment donc les résultats de GARROD, le benzoate de soude détruit *in vitro* à la température du corps humain l'acide urique, mais cette décomposition est lente.

Elle se produit bien sans l'intervention de réactif tel que le benzoate, mais elle est alors encore bien plus lente et il faut près de trois jours (soixante-six heures) pour décomposer 0 gr. 250 d'acide urique.

Nous avons cherché à savoir quel pouvait être le composé nouveau, qui prenait naissance et dont nous n'avions pu isoler que des traces, en évaporant à siccité les résidus de nos solu-tions.

NENCKI et SIERER (1) ont étudié cette question et ont trouvé que l'acide urique se transformait en présence des alcalis à la température d'incubation (35°-40°) en acide uroxanique.

(1) Nencki et Sierer, *Jahr. bericht d. Thier-Chemie*, XII, p. 362, 1882.

La formule de l'acide uroxanique $C^5 H^8 Az^4 O^6$ diffère de celle de l'acide urique $C^5 H^4 Az^4 O^3$ par 4 H et 3 O en plus. NENCKI et SIERER admettent la réaction suivante :

$$C^5 H^4 Az^4 O^3 + 2 H^2 O + O = C^5 H^8 Az^4 O^6$$

acide urique acide uroxanique

Il y aurait à la fois hydratation et oxydation.

Si la décomposition de l'acide urique est poussée plus loin, il se forme de l'acide carbonique, de l'urée et de la glyoxalurée, et en dernier lieu du carbonate et de l'oxalate d'ammoniaque. 5 gr. d'acide urique dissous dans 200 cent. cubes d'une solution alcaline disparaissent après cinq jours de séjour à la température de 35-40 degrés.

Pour NENCKI et SIERER, un grand excès d'alcali ne hâte pas la décomposition, c'est ce que nous avons trouvé aussi.

Les solutions étendues d'acide urique se décomposent plus lentement. 15 gr. d'acide urique dissous avec 15 gr. d'alcali dans trois litres d'eau, abandonnés à 35-40 degrés pendant treize jours sont transformés complètement.

Cette décomposition de l'acide urique en solution alcaline explique pour quel motif nous indiquons plus haut(1) de renouveler la solution d'acide urique qui sert de réactif indicateur dans le dosage volumétrique par l'hyposulfite de cuivre.

Notre solution d'acide urique contenant 0 gr. 100 par litre avec 20 cent. cubes de soude caustique au dixième s'était décomposée complètement en un mois à la température du laboratoire, température qui n'avait pas dépassé 17 degrés.

La conclusion de la première série de nos expériences était la confirmation des idées de GARROD et de COOK: *In vitro*, le benzoate de soude facilite la destruction de l'acide urique.

(1) Voir page 43.

En était-il de même chez l'homme et plus particulièrement chez les goutteux et les rhumatisants?

Telle est la question que nous avons essayé de résoudre par les expériences qui vont suivre.

II. — *De l'influence de l'acide benzoïque et du benzoate de soude sur l'élimination de l'acide urique chez l'homme.*

Expérience IX

Nous croyons utile de faire précéder les résultats analytiques de quelques renseignements sur les antécédents et l'état actuel du sujet en expérience (1) :

Auguste C..., soixante-quinze ans, chapelier, entré à l'hôpital en 1871 (salle Saint-Charles, nº 7). — *Goutte atonique.*

A commencé de souffrir de douleurs dans les articulations vers l'âge de cinquante-cinq ans. Bonne santé antérieure.

Fut pris brusquement de douleurs au gros orteil pendant la nuit. Gonflement au réveil. Ce fut son premier accès de goutte. Sédiments rougeâtres dans les urines.

La goutte se généralise à toutes les articulations trois ans plus tard. Celles des doigts sont prises aussi. Les articulations deviennent noueuses, les mouvements sont restreints. Entré à l'hôpital, pendant huit mois, a les jambes enflées, ce qui l'oblige à garder le lit.

État actuel. — En dehors des nodosités des articulations de la main, le malade ne présente rien de particulier.

L'enflure des jambes a disparu. Le visage est pâle et le système veineux est remarquable par son développement.

La quantité d'urine émise varie pour les vingt-quatre heures d'un litre et demi à deux litres.

Le malade présente aussi les signes d'un rétrécissement aortique dû à l'athérome.

---

(1) Ces renseignements sont tirés de l'observation du malade, due à l'obligeance de M. Vires, interne du service.

Pendant toute la durée de nos recherches, ce malade n'a pas présenté de dépôt de sédiments dans l'urine. Il n'a pas eu de crise de goutte.

Nous avons effectué sur l'urine journalière une série de 47 dosages d'acide urique et d'urée du 9 janvier au 14 mars.

La première période comprend 15 dosages qui ont servi à nous fixer sur la quantité d'acide urique éliminé avant l'administration du benzoate de soude.

La deuxième comprend 8 dosages; pendant ces huit jours, le malade a pris d'abord 1 gr. puis 2 gr. (les cinq derniers jours) du médicament.

Pendant les jours qui suivent, nous avons effectué une troisième série de 11 dosages. Le malade était au régime ordinaire sans benzoate.

Nous avons de nouveau administré journellement 1 gr. de ce sel pendant une quatrième période comprenant 6 dosages.

Enfin, nous avons continué à évaluer la quantité d'acide urique pendant les jours qui ont suivi la suppression du benzoate de soude (7 dosages).

En résumé, 33 dosages, le malade étant au repos, et 14 pendant l'administration du benzoate de soude.

Voici le tableau journalier des dosages effectués avec l'urine du sujet:

Nous avons dosé l'urée par décomposition au moyen de l'hypochlorite de soude à chaud.

Expérience IX

Nos d'ordre	DATE	RÉGIME	URINE des 24 heures	ACIDE URIQUE		URÉE		RÉACTION
				par litre	pour 24 heures	par litre	pour 24 heures	
			cent.cub.	gr.	gr.	gr.	gr.	
1	9 janvier		1575	0.233	0.370	9.55	15.04	acide
2	10 —		1500	0.200	0.300	9.11	13.67	—
3	11 —		2050	0.200	0.410	8.08	16 56	—
4	12 —		2030	0.200	0.406	8.08	16.40	—
5	13 —	Régime ordinaire	2075	0.187	0.388	13.80	28.63	—
6	16 —		1400	0.187	0.261	17.00	24.80	—
7	17 —		1530	0.187	0.286	15.80	24.17	—
8	18 —		1850	0.200	0.370	»	»	—
9	19 —		1800	0.200	0.360	»	»	—
10	20 —		1850	0.200	0.370	»	»	—
11	22 —		1500	0.200	0.300	»	»	—
12	30 —		1700	0.200	0.340	8.80	15.00	—
13	31 —		1450	0.210	0.305	»	»	—
14	1er février		1650	0.187	0.308	»	»	—
15	2 —		1600	0.200	0.320	9.41	15.05	—
16	3 —	1 gr. benzoate	1125	0.250	0 281	»	»	—
17	4 —		1400	0.270	0.378	»	»	—
18	6 —	benzoate de soude 2 grammes	1200	0.300	0.360	»	»	—
19	7 —		2450	0.233	0.570	»	»	—
20	8 —		1125	0.280	0.315	17.64	19.76	—
21	9 —		1400	0.270	0.378	»	»	alcaline
22	10 —		1500	0.250	0.375	»	»	—
23	11 —		1500	0 250	0.375	12.05	18.07	—
24	13 —	benzoate supprimé régime ordinaire	1500	0.233	0.349	»	»	—
25	14 —		1700	0.200	0.350	»	»	—
26	15 —		1600	0.180	0.288	»	»	—
27	16 —		1750	0.200	0.350	»	»	—
28	17 —		2000	0.180	0.360	»	»	—
29	18 —		1700	0.180	0.300	»	»	acide
30	20 —		1400	0.233	0.326	»	»	—
31	21 —		2200	0.187	0.410	»	»	—
32	22 —		2000	0.187	0.374	»	»	—
33	23 —		1500	0.233	0.349	»	»	—
34	24 —		1800	0.200	0.360	»	»	—
35	25 —	benzoate de soude 1 gramme	2000	0.200	0.400	10.58	21.16	—
36	27 —		2000	0 233	0.466	14.70	29.40	—
37	28 —		2125	0.200	0.425	10.58	22.48	—
38	1er mars		1500	0.220	0.330	14.70	22.05	—
39	2 —		1500	0.260	0.390	15.58	23.37	—
40	3 —		1800	0.240	0.442	13.53	24.35	—
41	4 —		1600	0.240	0.384	12.35	19.76	—
42	6 —	Benzoate supprimé	1600	0.233	0.372	12.35	19.76	—
43	7 —		2000	0.200	0.400	11.76	23.52	—
44	8 —		2250	0.153	0.344	10.30	23.17	—
45	9 —		2000	0.170	0.340	10.58	21.16	—
46	13 —		1600	0.220	0.352	14.11	22.57	—
47	14 —		2500	0.133	0.332	8.82	22.05	—

Les numéros d'ordre en chiffres gras correspondent aux jours où le malade prenait le médicament.

A première vue, il est difficile de reconnaître l'action du benzoate de soude. C'est pourquoi nous allons détacher du tableau précédent, pour chacune des cinq périodes, les *minima* et les *maxima* et donner ensuite les moyennes.

Expérience IX. — *Tableau des minima et maxima*

PÉRIODES	Nombre de jours	QUANTITÉ D'URINE		QUANTITÉ D'ACIDE URIQUE	
		minima	maxima	minima	maxima
		cent. cub.	cent. cub.	gr.	gr.
Régime ordinaire............	15	1400	2050	0.26	0.41
Benzoate de soude, 1 et 2 gr..	8	1125	2450	0.28	0 57
Régime ordinaire............	11	1400	2200	0.29	0.41
Benzoate de soude, 1 gr......	6	1500	2125	0.33	0.46
Régime ordinaire............	7	1600	2500	0.33	0.40

De l'examen de ce tableau, il résulte que l'action diurétique du benzoate de soude n'a pas été bien marquée. Notons cependant que le maximum 2450 cent. cubes de la deuxième période correspond au premier jour où le malade a pris 2 gr. de benzoate de soude (dix-neuvième dosage, 7 février). La veille, il avait éliminé seulement 1200 cent. cubes, donc une augmentation de dose de 1 gr. a produit ce jour-là une action diurétique marquée.

L'augmentation de la quantité d'acide urique éliminé est visible. Les maxima 0,57 et 0,46 appartiennent aux périodes où le malade prenait le benzoate de soude. Mais on voit encore mieux cette augmentation en examinant le tableau des moyennes.

Expérience IX. — *Tableau des moyennes*

Moyenne des quantités		1re Période	2e Période	3e Période	4e Période	5e Période
d'urine. ......)	p. 24 h.	1722 cc. 5	**1462 cc.5**	1745 cc.	**1821 cc.**	1991 cc.
d'acide urique.. (		0 gr. 348	**0 gr.379**	0 gr. 339	**0 gr. 409**	0 gr. 356
d'urée........)		15 gr.	**18 gr. 91**	»	**23 gr. 80**	22 gr. 28

De la première à la deuxième période (du repos à l'action de 1 gr. de benzoate), on constate une augmentation de 3 centigr. environ d'acide urique par jour (0,35 à 0,38), et de la troisième à la quatrième, une augmentation de 6 centigr. (0,35 à 0,41).

La diminution, après suppression du médicament, a été première fois de 4 centigr. (0,38—0,34) et une deuxième de 5 centigr. (0,41—0,36).

Ces résultats prouvent que l'action du benzoate était bien réelle et n'était pas due à une simple coïncidence de chiffres ou à des erreurs de dosage.

L'élimination de l'urée paraît aussi avoir été accrue de 15 à 19 gr. une fois et de 22 à 23 gr. une autre fois.

En résumé, si nous représentons par 100 la quantité d'acide urique éliminé pendant les périodes de régime ordinaire, cette quantité deviendra 108 pour la deuxième période et 120 pour la quatrième, soit donc en moyenne un rapport d'augmentation de 100/114 ou du 1/7 en plus.

Expérience X

Une deuxième série de recherches a été effectuée sur un autre malade dont voici l'observation résumée (1) :

Charles C..., chapelier, soixante-cinq ans, entré à l'hôpital en 1877 (salle Saint-Charles, n° 38). — *Goutte.*

Est entré à l'hôpital général pour la goutte.

Depuis l'âge de trente-cinq ans, est atteint de cette maladie. Nouvelle attaque en 1864. Dès lors, les attaques augmentent de fréquence, les accès de goutte se succèdent tous les trois mois.

Vers 1873, la goutte gagne le genou et la cuisse, le coude et l'épaule.

(1) Due à l'obligeance de M. Vires, interne du service.

Le malade n'a pas eu de crise depuis huit mois, les forces sont très diminuées. Embonpoint conservé. Facies bon.

Le malade urine de deux à trois litres. Les urines sont diabétiques et contiennent environ 20 gr. de sucre pour vingt-quatre heures.

Nous avons fait avec l'urine de ce sujet une série de trente-quatre dosages d'acide urique et d'urée.

Les cinq premiers jours (le malade ne prenant aucun médicament) nous ont fixé sur la moyenne de la quantité éliminée.

Les six jours suivants, nous avons administré 1 gr. de benzoate de soude.

Le sujet a été remis au régime ordinaire pendant une troisième période de sept jours.

Nous avons repris le benzoate à la dose de 1 et 2 gr. pendant neuf jours.

Enfin, pour terminer, nous avons analysé encore l'urine pendant sept jours.

Soit, en résumé, dix-neuf dosages d'acide urique (le malade ne prenant aucun médicament), et quinze pendant qu'il a absorbé du benzoate de soude.

Voici le tableau des résultats :

Expérience X

Nos d'ordre	DATE	RÉGIME	URINE des 24 heures	ACIDE URIQUE		URÉE		RÉACTION
				par litre	pour 24 heures	par litre	pour 24 heures	
			cent.cub.	gr.	gr.	gr.	gr.	
1	17 janvier	Régime ordinaire	2300	0 200	0.460	9.7	22.31	acide
2	18 —		2500	0.200	0.500	»	»	—
3	19 —		2170	0.200	0.434	11.7	25.38	—
4	20 —		2400	0.200	0.480	»	»	—
5	21 —		2075	0.200	0 415	»	»	—
6	23 —		2150	0.245	0.526	»	»	—
7	24 —	benzoate 1 gramme	2500	0.233	0.580	»	»	alcaline
8	25 —		2500	0.233	0.580	»	»	—
9	26 —		2500	0 233	0.580	11.76	29.40	neutre
10	27 —		2500	0.233	0.580	11.76	29.40	acide
11	28 —		3000	0.210	0.630	»	»	—
12	31 —	benzoate supprimé régime ordinaire	2515	0.200	0.503	10.44	26.25	—
13	1er février		2600	0.200	0.520	10.00	26.00	—
14	2 —		2500	0.200	0.500	7.53	18.96	—
15	3 —		2600	0.200	0.520	»	»	—
16	4 —		2300	0.233	0.535	»	»	—
17	6 —	Benzoate de soude 1 gramme 2 g.	2350	0.250	0.587	»	»	alcaline
18	7 —		2500	0.233	0.580	10.29	25.72	—
19	8 —		2700	0.233	0.629	»	»	—
20	9 —		3000	0.231	0.695	»	»	acide
21	10 —		2000	0.233	0.466	»	»	—
22	11 —		2350	0.233	0.545	10.3	24.2	—
23	14 —		2500	0.270	0.675	»	»	—
24	15 —		2500	0.270	0.675	»	»	—
25	16 —		2700	0.233	0.629	»	»	—
26	17 —		2300	0.250	0.575	»	»	—
27	18 —		3000	0.233	0.699	»	»	alcaline
28	20 —	Benzoate supprimé régime ordinaire	2550	0.233	0.594	»	»	—
29	21 —		2200	0.250	0.550	»	»	—
30	22 —		2600	0.220	0.572	»	»	—
31	23 —		2000	0.233	0.466	»	»	—
32	24 —		2550	0.200	0.561	»	»	—
33	25 —		3000	0.170	0.510	»	»	—
34	28 —		2500	0.200	0.500	13.82	34.55	—

Les numéros d'ordre en chiffres gras correspondent aux jours où le malade prenait le médicament.

Afin de mettre en évidence l'action du benzoate de soude chez ce second malade, voici le tableau des minima et maxima :

Expérience X. — *Tableau des minima et maxima*

PÉRIODES	Nombre de jours	QUANTITÉ D'URINE		QUANTITÉ D'ACIDE URIQUE	
		minima	maxima	minima	maxima
		cent. cub.	cent. cub.	gr.	gr.
Régime ordinaire............	5	2075	2500	0.41	0.50
Benzoate de soude, 1 gr......	6	2150	3000	0.52	0.63
Régime ordinaire............	7	2300	2600	0.50	0.57
Benzoate de soude, 1 et 2 gr..	9	2000?	3000	0.47?	0.70
Régime ordinaire............	7	2000	3000	0.46	0 57

De l'étude des chiffres de ce tableau, il ressort que l'action du benzoate de soude a été diurétique dans la deuxième période (maxima, 3000 cent. cubes).

L'accroissement de la quantité d'acide urique éliminé est ici des plus sensibles, le minimum de la deuxième période est supérieur au maximum de la première ; il en est probablement de même de la troisième, car le chiffre de 0,47 paraît dû à une perte d'urine (21e dosage, du 10 février), il suit une quantité d'acide urique de 0 gr. 695 et en précède une autre de 0 gr. 545. Si on prend le second minimum du 11 février (0,545), on observe qu'il est supérieur aux maxima des trois périodes de régime ordinaire (0,41 — 0,50 — 0,46).

Avant de donner le tableau des moyennes, nous devons faire remarquer que, chez ce deuxième malade, les quantités d'acide urique et d'urine éliminés journellement sont moins variables, ce qui rend les conclusions plus exactes. Cela ressort de l'examen des dosages nos 7, 8, 9, 10 (0 gr. 580 d'acide urique); nos 17, 18, 23, 24, 33, 34.

Expérience X. — *Tableau des moyennes*

Moyenne des quantités		1re Période	2e Période	3e Période	4e Période	5e Période
d'urine.........	p. 24 h.	2289 cc.	**2525** cc.	2480 cc.	**2575** cc.	2475 cc.
d'acide urique...		0 gr. 458	0 gr. **579**	0 gr. 535	**0 gr. 614**	0 gr. 526
d'urée.........		23 gr. 84	**26** gr. **46**	23 gr. 60	**24** gr. **20**	34 gr. 55

On constate une légère action diurétique du médicament.

L'accroissement de la quantité d'acide urique a été la première fois de 12 centigr. (0,579 — 0,458), et la seconde de 8 centigr. (0,614 — 0,535).

La diminution après suppression du benzoate de soude a été de 4 centigr. 4 (0,579 — 0,535) d'abord et de 9 centigr. (0,61 — 0,52) ensuite.

Nous trouvons une légère augmentation de la quantité d'urée : 2 gr. 5 la première fois et 0 gr. 60 la seconde.

En résumé, en représentant par 100 la quantité d'acide urique éliminée normalement, nous trouvons 126 pour la deuxième période et 116 pour la quatrième, soit un rapport d'augmentation de 100/121 ou du 1/5 en plus. L'action du benzoate de soude a été plus énergique que chez le premier malade.

Expérience XI

Nous avons voulu confirmer nos résultats en opérant sur un troisième malade (1).

Auguste R..., cultivateur, soixante ans, entré à l'hôpital en 1885. — *Rhumatisme.*— *Artério-sclérose* (salle Saint-Charles, n° 36).

Le père a eu des rhumatismes. Lui-même est atteint depuis longtemps de douleurs de même nature.

(1) Observation due à l'obligeance de M. Brunswig, aide de clinique du service des vieillards.

État actuel. — Le malade souffre encore de douleurs articulaires et musculaires. Pâleur de la face très marquée. Troubles de la vision et de l'encéphale, pouvant faire croire à une insuffisance aortique. On n'a rien trouvé à l'auscultation. Cet état tient surtout aux lésions du système artériel. Artères athéromateuses, pouls visible. Dilatations remarquables des artères, surtout de la crurale.

Nous avons effectué avec l'urine de ce sujet une série de 33 dosages d'acide urique et d'urée. Ces 33 dosages se répartissent comme toujours en cinq périodes.

1re Période de 6 dosages, pour fixer la quantité normale ;

2e Période de 8 dosages, pendant l'administration de 1 et 2 gr. de benzoate de soude ;

3e Période de 6 dosages, malade au repos ;

4e Période de 6 dosages, pendant laquelle le malade prenait 1 gr. d'acide benzoïque au lieu de benzoate de soude ;

5e Période de 5 dosages, le malade ne prenant plus de médicament.

Soit en tout, dix-sept dosages avec le régime ordinaire et seize dosages sous l'influence du médicament.

Voici le tableau des résultats :

Expérience XI

N.os d'ordre	DATE	RÉGIME	URINE des 24 heures	ACIDE URIQUE		URÉE		RÉACTION
				par litre	pour 24 heures	par litre	pour 24 heures	
			cent.cub.	gr.	gr.	gr.	gr.	
1	6 février		2150	0.200	0.430	»	»	acide
2	7 —		1900	0.180	0.342	11.02	20.93	—
3	8 —	Régime ordinaire	2250	0.180	0.405	»	»	—
4	9 —		1850	0.200	0.370	»	»	—
5	10 —		2250	0.180	0.405	10.44	23.49	—
6	11 —		2100	0.180	0.378	»	»	—
7	13 —		1800	0.220	0.396	»	»	—
8	14 —	Benzoate de soude 2 g.	1 gramme	1800	0.270	0.486	»	»	—
9	15 —		2000	0.250	0.500	»	»	—
10	16 —		2000	0.253	0.510	»	»	—
11	17 —		2250	0.220	0.495	»	»	—
12	18 —		2300	0.220	0.500	»	»	—
13	20 —		2000	0.270	0.540	»	»	—
14	21 —		2250	0.250	0.562	»	»	—
15	22 —	Benzoate supprimé régime ordinair.	2500	0.200	0.500	»	»	—
16	23 —		2150	0.187	0.402	»	»	—
17	24 —		2200	0.187	0.411	»	»	—
18	25 —		2150	0.170	0.365	10.58	22.75	—
19	27 —		1700	0.170	0.289	12.05	20.50	alcaline
20	28 —		2000	0.135	0.270	10.88	21.76	—
21	1er mars	Acide benzoïque 1 gramme	2250	0.155	0.348	»	»	—
22	2 —		2000	0.200	0.400	10.88	21.76	—
23	3 —		1700	0.220	0.390	11.76	20.00	acide
24	4 —		2000	0.233	0.466	10.58	21.16	—
25	6 —		1700	0.233	0.396	11.76	20.00	—
26	7 —		1750	0.233	0.407	»	»	—
27	8 —		2000	0.233	0.466	9.41	18.82	—
28	9 —		1800	0.233	0.420	9.41	17.00	—
29	13 —	Benzoate supprimé régime ordinaire	2200	0.173	0.380	10.14	22.30	—
30	14 —		1800	0.170	0 306	10.30	18.74	alcaline
31	15 —		1700	0.153	0.260	9.85	15.00	—
32	16 —		1800	0.153	0.275	10.30	18.74	—
33	17 —		1500	0.153	0.230	10.30	15.45	—

Les numéros d'ordre en chiffres gras correspondent aux jours où le malade prenait le médicament.

Nous devons faire remarquer l'action du benzoate par l'examen des premiers chiffres de chaque période : du sixième au septième jour, il y a une différence de 2 centigr. qui s'accentue le lendemain par 1 centigr. en plus. Quand nous donnons 2 grammes de benzoate, l'acide urique augmente de 0 gr. 500 à 0 gr. 540 (douzième et treizième dosages), le lendemain il y a 22 milligr. en plus (0,562).

Expérience XI. — *Tableau des minima et maxima*

PÉRIODES	Nombre de jours	QUANTITÉ D'URINE		QUANTITÉ D'ACIDE URIQUE	
		minima	maxima	minima	maxima
		cent. cub.	cent. cub.	gr.	gr.
Régime ordinaire.	6	1850	2250	0.34	0.43
Benzoate de soude, 1 et 2 gr.	8	1800	2300	0.40	0.56
Régime ordinaire............	6	1700	2200	0.27	0.41
Acide benzoïque, 1 et 2 gr...	8	1700	2250	0.35	0.47
Régime ordinaire............	5	1500	2200	0.23	0.38

L'action diurétique ne s'est nullement fait sentir dans cette expérience.

L'action du benzoate et de l'acide benzoïque sur l'élimination de l'acide urique s'est bien manifestée, le minimum 0,40 de la deuxième période atteint presque le maximum des deux périodes voisines 0,43 et 0,41.

Le maximum de la quatrième période dû à l'acide benzoïque est plus faible que celui dû au benzoate de soude (0,47 au lieu de 0,56).

Expérience XI. — *Tableau des moyennes*

Moyenne des quantités		1re Période	2e Période	3e Période	4e Période	5e Période
d'urine.........	p. 24 h.	2083 cc.	**2085 cc.**	2040 cc.	**1900 cc.**	1800 cc.
d'acide urique...		0 gr. 371	**0 gr. 443**	0 gr. 347	**0 gr. 411**	0 gr. 290
d'urée.........		22 gr. 40	»	21 gr. 07	**19 gr. 79**	18 gr. 05

L'augmentation de la quantité d'acide urique due au benzoate de soude a été de 7 centigr. (0,44 — 0,37) et la diminution due à la suppression du même médicament a été de 9 centigr. (0,44 — 0,35).

L'acide benzoïque a agi un peu moins énergiquement. L'augmentation a été de 6 centigr. (0,41 — 0,35) et la diminution qui a suivi la suppression, de 12 centigr., baisse considérable.

Il n'y a pas eu d'action sur la quantité d'urée éliminée.

Le rapport d'augmentation dû au benzoate de soude est de 100/119, soit 1/5 en plus ; pour l'acide benzoïque, il est de 100/118.

Ces résultats sont intermédiaires entre ceux de la IXe et de la Xe expérience.

Nous pensons que le soin avec lequel nous avons recueilli l'urine des vingt-quatre heures et la précaution que nous avons prise de faire cinq séries de dosages dans chaque expérience mettent nos résultats à l'abri des erreurs passagères dues à une coïncidence fortuite de quantités plus ou moins grandes d'acide urique éliminé.

Quant à l'erreur due au procédé de dosage lui-même, si elle existe, elle doit être fatalement la même et dans le même sens pour chaque dosage. Nous avons en effet opéré constamment de la même façon et en nous servant de la même liqueur titrée de sulfate de cuivre ; nous n'avons eu qu'à renouveler deux fois la liqueur d'hyposulfite de soude.

Si la correction du tiers en moins introduite par M. Du-cung, et que nous avons cru devoir appliquer au procédé Arthaud et Butte, n'était pas justifiée, nos résultats ne changeraient pas et il y aurait toujours une augmentation de la quantité d'acide urique du cinquième sous l'influence du benzoate de soude ou de l'acide benzoïque.

5*

Nous avons dit au début de notre travail que HAIG (1), en étudiant l'action des alcalis et des acides sur l'élimination de l'acide urique, avait trouvé que les alcalis augmentent la solubilité dans le sang de ce décomposé, d'où élimination plus grande. Le benzoate de soude, étant alcalin au tournesol, pourrait agir ainsi. Mais on ne saurait invoquer la même cause pour expliquer l'action de l'acide benzoïque.

Notre dernière expérience élucide cette question. Nous pensons que l'acide benzoïque agit parce qu'il facilite la dissolution de l'acide urique dans l'urine, comme le dit HAIG (2).

Le benzoate de soude jouit de la même propriété.

Nos dosages d'urée et d'acide urique nous ont permis de calculer le rapport de l'acide urique à l'urée éliminés, à l'aide des moyennes de chaque période.

Normalement ce rapport, d'après les recherches de HAIG, est de 1/33. La fraction doit croître pour qu'on puisse conclure à une action véritable sur l'acide urique.

Dans l'expérience X, la fraction $\frac{\text{acide urique}}{\text{urée}}$ a augmenté de 1/60 à 1/48.

Dans l'expérience XI, de 1/57 à 1/47.

C'est encore une confirmation de nos résultats.

M. HAIG (3) ayant étudié les relations de l'acide urique avec la tension artérielle, nous avons essayé de discuter son opinion à l'aide de nos expériences.

Pour cet auteur, la tension artérielle varie proportionnellement à la quantité d'acide urique charrié dans le sang. Les substances qui diminuent la tension artérielle diminuent la production d'acide urique.

(1) Voir plus haut, pages 19 et suiv.
(2) Haig, *Brit. med. Journ.*, juillet 1888.
(3) Haig, *Medico-chirurgical Transactions*, tome LXXI, in *Revue générale de clinique et de thérapeutique*, 25 janvier 1893, p. 60.

L'acide urique agirait en provoquant la contracture des artérioles et des capillaires.

Tout récemment, le même auteur admet à la suite de ses recherches que la tension artérielle varie proportionnellement à la quantité d'acide urique éliminé par l'urine et que la richesse de l'urine en eau varie inversement avec la quantité d'acide urique excrété.

Pour vérifier le premier point, nous avons pris à plusieurs reprises le tracé sphygmographique de nos malades; nous n'avons obtenu aucune différence dans les diverses périodes.

Quant au second point, l'examen des chiffres de nos tableaux prouve que la quantité d'acide urique éliminé en vingt-quatre heures varie, non pas *inversement*, mais au contraire *directement* avec la richesse en eau des urines.

C'est ce qui ressort de l'examen des chiffres de l'expérience IX (page 63, 19e dosage), au maximum d'urine 2450 centimètres cubes correspond le maximum d'acide urique, 0 gr. 57.

De même dans l'expérience X (pages 67, 11e et 27e dosages) à 3000 centimètres cubes d'urine, maximum de chaque période correspondent les minima d'acide urique 0 gr. 63 et 0 gr. 70.

Cette règle n'a pourtant rien d'absolu.

Si nous comparons, au contraire, les chiffres qui donnent la quantité d'urine et la richesse de cette urine en acide urique *par litre*, l'opinion de Haig se vérifie plus souvent. C'est un résultat facile à prévoir a *priori*, les éléments solides de l'urine, rapportés au litre, ne suivant pas les variations de la quantité d'urine excrétée pendant les vingt-quatre heures.

Nous pouvons donc conclure que l'action diurétique du benzoate de soude n'accompagne pas toujours l'augmentation de la tension artérielle.

Cette action diurétique produit une augmentation bien plus

sensible de l'acide urique éliminé pendant les vingt-quatre heures. La richesse en eau de l'urine paraît être *inversement* proportionnelle à la richesse en acide urique par litre.

Il nous semble, par suite, que le benzoate de soude, ainsi que l'acide benzoïque, agissent en facilitant la dissolution d'une plus grande quantité d'acide urique. Le lavage du rein est plus complet.

Le rapport d'augmentation de la quantité d'acide urique éliminé sera plus grand dans le cas où le médicament aura une action diurétique. Ce que vérifie notre dixième expérience (rapport 1/5), en la comparant au résultat de la neuvième (rapport 1/7).

Les résultats de nos trois expériences sur des rhumatisants ou goutteux concordant entre eux, nous n'avons pas cru nécessaire de poursuivre plus loin nos recherches sur l'action du benzoate de soude sur l'élimination de l'acide urique.

CONCLUSIONS

En dehors des résultats qui s'adressent spécialement à l'action physiologique de l'acide benzoïque et du benzoate de soude, nos recherches nous ont conduit à contrôler les conclusions de M. Ducung, touchant la valeur du procédé d'Arthaud et Butte pour le dosage de l'acide urique, et les expériences de M. Garrod sur la décomposition de ce corps par les alcalis.

Voici les conclusions de ces recherches :

1° Le dosage de l'acide urique par le procédé d'Arthaud et Butte donne, avec la correction du tiers en moins, des chiffres suffisamment précis pour la clinique.

2° L'acide benzoïque et le benzoate de soude favorisent la décomposition *in vitro* à 35-40 degrés de l'acide urique.

Nos expériences sur les trois sujets auxquels nous avons administré l'acide benzoïque et le benzoate de soude nous permettent de conclure que :

3° L'élimination de l'acide urique augmente d'un cinquième environ de la quantité normale, sous l'influence de l'acide benzoïque et du benzoate de soude à la dose de 1 à 2 gr. par jour.

4° L'action diurétique du benzoate de soude n'est pas constante. Quand elle se manifeste, l'augmentation de l'acide urique éliminé est d'autant plus considérable.

INDEX BIBLIOGRAPHIQUE

———

URE. — Journal de pharmacie, octobre 1841.

WÖHLER et KELLER. — Annal. d. Chem. und Pharm., XLIII, p. 108.

KERNER. — Archiv. für wiss. Heilk., III, 1858.

KLETZINSKY. — Œsterr. Zeitschr. f. prakt. Heilk., IV, p. 41, 1858.

MEISSNER et SHEPARD. — Untersuchnngen über das Entstehen des Hippursaure in Organismus. Hanover, 1866.

SALKOWSKI (E.).— Virchow's Archiv., LII, p. 58, 1871.

— Pflüger's Archiv., V, p. 210, 1872.

MAGNIER DE LA SOURCE. — Bulletin de la Soc. chim. de Paris, XXI, p. 29, 1874.

FOKKER. — Pflüger's Archiv., X, p. 153, 1875.

— Bulletin de la Soc. chim. de Paris, XXV, 1876.

SALKOWSKI (E.).— Virchow's Arch., LXVIII, 1876.

ESBACH. — Bulletin de thérapeutique, 1877.

SALKOWSKI (E.).— Jahr. bericht d. Thier-Chemie, VII, p. 229, 1877.

SALKOWSKI (E.).— Virchow's Archiv., LXXVIII, p. 530, 1879.

VIRCHOW. — Jahr. bericht d. Thier-Chemie, XI, p. 408, 1881.

BYASSON. — Journal de pharm. et de chim., 5e série, VI, p. 25, 1882.

COOK. — Brit. med. Journ., avril 1882.

GARROD. — Brit. med. Journ., avril 1883.

COOK. — Brit. med. Journ., juillet 1883.

LUDWIG. — Wien. med. Jahrb., p. 597, 1884.

HAYCRAFT. — Brit. med. Journ., p. 1100, 1885.

— Zeitschrift f. analyt. Chemie, p. 165, 1886.

LUDWIG. — Revue de bibliographie de Hayem, XXVII, p. 438, 1886.

ROBIN (Albert). — Société méd. des hôpitaux, juin 1886.

NENCKI et SIERER. — Jahr. bericht d. Thier-Chemie, XII, p. 362, 1882.

NOEL-PATON. — Journ. of. anat. and physiol., VII, p. 211, 1887, et Jahr. bericht d. Thier-Chemie, XVII, p. 197, 1887.

Blarez et Denigès. — Comptes rendus de l'Académie des sciences, CIV, p. 789, 1887.

Haig. — Journ. of physiology, VII, p. 211, 1888, et Brit. med. Journ., juillet 1888.

Baftalowski. — Jarh. bericht d. Thier-Chemie, XVIII, p. 128, 1888.

Herrmann. — Zeitschrift f. physiol. Chemie, XII, p. 496, 1888.

Arthaud et Butte. — Comptes rendus de la Soc. de biologie, XLI, p. 625, 1889.

Bayrac. — Comptes rendus de l'Académie des sciences, CX, p. 352, 1890.

Moitessier. — Contribution à l'étude de la créatinine et de son élimination. Thèse de Montpellier, 1891.

Deroide. — Contribution à l'étude des procédés de dosage de l'acide urique. Thèse de Lille, 1891.

Haig. — Brit. med. Gourn. p. 947, 1891.

Ducung. — Étude sur le dosage clinique de l'acide urique par l'hyposulfite de cuivre. Bordeaux, 1892.

Haig. — Journ. of physiology, XIII, p. 1230, 1892.

Haig. — Medico-chirurgical transactions, LXXI, et Revue générale de clinique et de thérapeutique, janvier 1893.

Bouchard. — Maladies par ralentissement de la nutrition.

Yvon. — Manuel de l'analyse clinique des urines.

Neubauer et Vogel. — De l'urine.

Letulle. — Guide pratique des sciences médicales. Paris 1891.

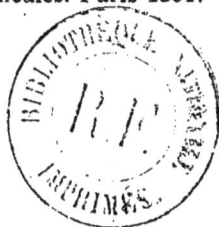

172